LES EFFETS BÉNÉFIQUES DES ANIMAUX SUR NOTRE SANTÉ

CAROLINE BOUCHARD
CHRISTINE DELBOURG

LES EFFETS BÉNÉFIQUES DES ANIMAUX SUR NOTRE SANTÉ

Préfaces du Dr Michel Klein
et du Dr Jean-Guy Mongeau

ALBIN MICHEL

Collection « Les Chemins de la santé »
dirigée par Pierre Crépon

22, rue Huyghens, 75014 Paris
ISBN : 2-226-07485-6

Avec une pensée toute particulière
pour notre regretté ami
le Dr Gilles-Étienne Siouffi.

SOMMAIRE

* Ces deux chapitres sont de Caroline Bouchard, avec la collaboration de Christiane Chappedelaine.

PRÉFACE DU DR MICHEL KLEIN

L'homme, depuis qu'il existe, a cohabité avec les animaux de toutes les espèces. C'est grâce à eux qu'il a pu évoluer, et il en a usé et abusé. Pendant des millénaires, l'homme a toujours été tributaire de l'animal.

Il faudrait non seulement des livres mais une bibliothèque énorme pour décrire tout ce que l'homme doit aux animaux.

Aujourd'hui, à notre époque industrialisée, on s'imagine que nous pouvons nous passer des bêtes, sauf pour notre alimentation. Mais une partie de notre société prend conscience de la nécessité d'une présence animale auprès d'elle. Cette catégorie d'hommes et de femmes est en progression constante. De plus, les espèces animales dites de compagnie rendent des services dont la liste non exhaustive serait déjà trop longue à énumérer ici. Mais par ailleurs, on redécouvre les effets bénéfiques — et il est même préférable de dire thérapeutiques — d'une présence animale auprès de personnes dites « normales », c'est-à-dire sans apparences pathologiques. Et la frontière à franchir pour atteindre enfants, adultes, personnes âgées, dont l'état psychique ou psychologique donne des inquiétudes, est décrite dans cet ouvrage.

Il est évident que l'affection, et par conséquent l'amour, sont des facteurs essentiels pour l'existence et la vie de chaque être vivant. Chaque individu éprouve le besoin d'aimer et d'être aimé. L'animal, en principe, donne sa présence et son affection sans retour et sans se faire payer. Quoique, il ne faudrait pas l'oublier, lui aussi a besoin d'être aimé, et dans le cas contraire, il en souffre aussi et se sent malheureux.

Mais, mon propos n'est pas de vous raconter tout ce que j'ai à vous dire sur l'importance de toutes les espèces animales pour l'humanité entière. Il faut que je vous dise à quel point Caroline Bouchard et tous ceux qui ont participé à ses actions bénéfiques au profit de malades toutes catégories, ou simplement de personnes dont l'existence donnait l'apparence d'être vide, ont été applaudis au Canada. Nous aussi nous avons fait depuis pas mal d'années des tentatives en France. Je dois dire que malgré tous nos efforts, il faudra encore du temps pour faire comprendre à de nombreux responsables à quel point l'animal nous est indispensable.

En attendant, bravo Caroline Bouchard, votre livre participera à cette campagne et certains pourront en prendre de la graine.

Dr MICHEL KLEIN
Vétérinaire
Paris

PRÉFACE DU DR JEAN-GUY MONGEAU

Comme pédiatre travaillant avec des enfants qui souffrent de maladie chronique, je connais bien ces réactions de retrait où l'enfant se recroqueville sur sa douleur, ses angoisses et sa peur. Je connais aussi les efforts extraordinaires et souvent vains de l'entourage pour aider l'enfant à s'en sortir. Pourtant, c'est souvent le toutou de peluche qu'il serre contre son cœur.

D'autre part, j'ai toujours aimé les chiens, tant dans les bandes dessinées où ils étaient mes héros préférés, que dans la vie où mon chien Olaf est vite devenu un confident. Selon le socio-type décrit plus loin, je me range volontiers dans le propriétaire de chien de type « enfant-roi ».

Quand Caroline Bouchard, qui est une amie de longue date, m'a confié qu'elle s'intéressait à la zoothérapie, le déclic s'est fait ; d'une part, j'ai consolidé ma confiance en ce mode de thérapie et, d'autre part, grâce à son énergie inépuisable et à sa détermination à « fendre les murs », j'ai réalisé que Caroline Bouchard apporterait avec cette technique avant-gardiste une arme précieuse à plusieurs patients.

Je lis aujourd'hui son livre *Les Effets bénéfiques des animaux sur notre santé* et je me réjouis du travail accompli. Il s'agit d'une description intéressante et stimulante de multiples expériences de travail en zoothérapie et, d'autre part, d'un recueil de données sur cette nouvelle approche thérapeutique ainsi qu'un registre des facilités existantes.

Bravo ! Caroline Bouchard a réussi encore une fois à défoncer le mur.

Merci au nom des enfants qui, à la suite de tes efforts, bénéficieront d'une présence animale chaleureuse à un moment de détresse totale.

Dr JEAN-GUY MONGEAU, M.D., FRCP (C)
Professeur titulaire de pédiatrie
Faculté de médecine
Université de Montréal

AVANT-PROPOS

« Mieux connaître l'animal, c'est mieux connaître l'homme », affirmait Konrad Lorenz, le père de l'éthologie, lors du Symposium international de Vienne d'octobre 1983, organisé sur le thème « Interactions homme-animal ».

Les liens d'amour tissés entre l'homme et l'animal depuis des temps immémoriaux n'ont cessé de se resserrer. Les êtres humains ont besoin de la présence des animaux, besoin de leur affection[1].

Les bienfaits de l'animal sur la santé humaine, après avoir été longtemps oubliés, viennent d'être redécouverts. Une nouvelle thérapie, porteuse d'espoir, est née : elle a pour ambition de prendre en compte toutes les affections et de soigner du simple mal-être aux pathologies les plus graves.

Cette approche thérapeutique, pratiquée, reconnue et appréciée aux États-Unis et au Canada depuis une soixantaine d'années, a suscité en Europe, plus tardivement, de nouveaux axes de recherche. Mais, en premier lieu, c'est le grand public qu'elle concerne, bien portants autant que malades.

La « zoothérapie », ou « thérapie facilitée par l'animal » (TFA), ou encore « thérapie assistée par l'animal », nouvelle façon d'aborder ce que l'animal apporte à l'homme, permet

---

1. Extrait de « Des animaux et des hommes », *Le Bulletin de la Banque royale du Canada*, vol. 70, n°4.

d'accéder au bien-être, voire au « mieux-être ». Par de nouvelles méthodes, elle permet de résoudre tant les problèmes physiques que les problèmes psychologiques auxquels nous pouvons être confrontés.

Comme toute nouvelle thérapie peu ou mal connue, la zoothérapie se heurtera au scepticisme de certains. Pourtant, face aux grands maux de ce siècle, solitude et stress entre autres, des résultats encourageants justifient l'essor de cette discipline.

Ce livre, dont le thème principal est l'étude du rôle thérapeutique de l'animal, se propose d'être un voyage utile et passionnant. Il rend compte de la symbiose extraordinaire qui existe entre l'homme et l'animal. Expériences et témoignages sont là pour vous en convaincre.

Les bienfaits de la zoothérapie apparaissent dans la première partie, où est retracée l'histoire de cette méthode, enrichie d'une expérience sur le terrain engagée au Canada par Caroline Bouchard puis poursuivie en France ; elle portera témoignage de la réalité des bienfaits de cette nouvelle thérapie. Dans une seconde partie, on abordera ses différentes applications, les espoirs qu'elle engendre et les perspectives qu'elle offre.

L'objectif de cet ouvrage, qui fera référence, est aussi d'actualiser les méthodes en cours et de définir le champ d'action du zoothérapeute. Il permettra également de réfléchir sur la place et le statut de l'animal familier dans notre société.

Il est temps de vous faire partager les bienfaits d'une thérapie qui, d'abord empirique, puis étayée par des observations cliniques, a démontré sa réelle capacité à soigner. L'« outil » que nous vous proposons ouvre de nouvelles portes et s'adresse aussi bien au profane qu'au spécialiste. C'est avant tout un guide qui vous permettra de distinguer les faux espoirs des espérances légitimes.

CHRISTINE DELBOURG

INTRODUCTION :

LES BIENFAITS THÉRAPEUTIQUES DES ANIMAUX

Les peuples anciens ont très tôt et durablement pris conscience des implications essentielles — pour l'individu et pour la société — du sort accordé à l'animal de compagnie. La place dévolue à celui-ci a, dès lors, constitué un indice à quoi se mesurait la santé psychique et morale de ceux qui l'accueillaient[1].

Liliane BODSON

Le monde scientifique prend enfin en compte un phénomène que tous ceux qui vivent avec des animaux connaissent depuis longtemps sans avoir songé à l'expliquer, mais dont ils ont éprouvé les effets bénéfiques sur la santé tant morale que physique de l'être humain.

On peut même se poser la question de savoir si dans notre société, souvent génératrice d'anxiété, les personnes possédant

---

1. Liliane BODSON, « Nature et statut des animaux de compagnie dans l'Antiquité gréco-romaine », extrait du colloque de Liège de 1992 : « L'histoire de la connaissance du comportement animal ».

un animal sont davantage préservées que les autres d'un certain déséquilibre affectif et social.

L'animal de compagnie, loin de constituer un phénomène marginal, a pris une telle place, au cours de ces vingt dernières années, que l'on peut dire que « les animaux familiers sont bons pour nous[1] ». Bon nombre de travaux prouvent que ces compagnons peuvent induire des réponses physiologiques et psychologiques surprenantes par leur action positive à la fois pour le possesseur de l'animal et pour l'environnement. La relation entre l'homme et l'animal est devenue l'objet d'une recherche fondamentale. C'est aussi un champ considérable d'investigations pratiques évoquées lors de conférences internationales, notamment, à Vienne, au symposium d'octobre 1983 (en l'honneur de K. Lorenz), ainsi qu'à Boston, à Monaco et à Montréal.

Catalyseurs thérapeutiques, les animaux sélectionnés et employés favorisent des changements positifs dans l'état émotionnel et social de l'individu et améliorent ainsi sa qualité de vie, qu'il soit considéré comme bien portant ou « sans problèmes », ou qu'il présente des troubles physiologiques ou psychologiques graves.

Le principe de la démarche zoothérapique, ou thérapie facilitée par l'animal (TFA), consiste à utiliser les rapports privilégiés que certaines personnes (enfants, adultes, personnes âgées, handicapés, etc.) entretiennent avec des animaux familiers, pour aider au processus thérapeutique (psychologique, physique ou social). Ces liens accélèrent et facilitent le contact avec le thérapeute, développent une situation moins stressante, facilitent l'exercice physique et favorisent le dialogue.

Tout au long de cet ouvrage, pour des raisons de compréhension, nous serons conduits à utiliser soit l'expression « thérapie

---

1. E. FRIEDMANN, « Contribution des animaux familiers à la santé et à la guérison », *Symposium Waltham*, n°20, I. H. Burger, 1991.

facilitée par l'animal » (TFA), employée à l'origine par les précurseurs, soit le terme zoothérapie, qui a tendance à se substituer à la formule précédente.

DES AUXILIAIRES DE LA SANTÉ HUMAINE ?

Le rôle positif des animaux comme auxiliaires de la santé humaine se révèle très étendu et les bienfaits de l'interaction homme-animal sont nombreux. Nous allons les recenser tout en sachant que nous ne pourrons être exhaustifs.

• Sur le plan physiologique :
Katcher et Friedmann ont démontré lors d'expériences que le fait de caresser un animal de compagnie réduisait davantage la pression artérielle qu'une simple séance de lecture à voix haute ou qu'un moment de repos. La présence d'animaux de compagnie auprès de patients âgés ou opérés, et atteints de maladies coronariennes, a permis d'augmenter l'espérance de vie de ces patients. Par ailleurs, le seul fait de caresser l'animal fournit au patient un plaisir immédiat, plaisir dont il est souvent cruellement privé. En milieu hospitalier, quel que soit le degré de validité du patient, les contacts se limitent à ceux que nécessitent la prise de tension journalière et les prescriptions médicamenteuses.
De nombreux ergothérapeutes utilisent l'animal, et notamment le cheval, dans la rééducation fonctionnelle, où les exercices sont parfois difficilement admis ou acceptés par les patients. Leur proposer de jouer avec un chien ou de se lever pour le toiletter, de panser et de monter un cheval, implique un effort musculaire et ligamentaire, et suscite nettement plus d'enthousiasme de la part du patient et surtout moins de résistance.

• Sur le plan psychologique :
L'animal fonctionne comme un catalyseur de relations sociales. Pour toutes les personnes qui souffrent de problèmes de

communication, l'animal peut contribuer à leur guérison. Il offre un support affectif, une oreille attentive, c'est une source de motivation et de jeux. L'animal est aussi source d'attachement. Dépendant de l'être qui prend soin de lui, il le valorise en le responsabilisant.

Le jeu avec l'animal, pour les patients valides, génère le rire. Les études de gélothérapie (méthode utilisant le rire comme véhicule thérapeutique) ont montré la véracité du vieil adage : « Le rire est la meilleure des médecines. » La zoothérapie participe de ce principe.

Parler de l'animal ou de *son* animal évite de parler de soi très directement ; en milieu hospitalier l'animal fournit un thème de discussion plus attrayant et moins stressant que la maladie elle-même. L'animal devient un dérivatif puissant à l'angoisse.

L'homme est avant tout un animal social : pour lui, communiquer est un besoin vital. Le chien, le chat et la plupart des animaux familiers sont des auditeurs infatigables et complaisants : ils ne jugent pas et peuvent même paraître intéressés. Auprès des personnes âgées, des personnes seules, quelles qu'en soient les raisons, l'animal remplit ce rôle que ne joue ni la télévision ni la radio, pourtant omniprésentes.

OÙ EN EST-ON AUJOURD'HUI [1] ?

Il importe avant tout d'établir la distinction entre la recherche fondamentale et les expériences pilotes.

La recherche fondamentale permet d'étudier plus précisément les mécanismes de communication qui se développent entre l'homme et l'animal de compagnie, les effets physiologiques et psychologiques de cette relation. Dans ce domaine, plusieurs travaux ressortent, tels ceux du Pr Hubert Montagner (directeur d'une unité de l'INSERM, à Montpellier), analysant

1. *Etho-News*, édition spéciale d'Ethologia, septembre 1991.

la relation développée entre l'enfant et son chien, ceux d'Anne Salomon (Québec), sur les relations entre l'enfant autiste et le chien, celui-ci étant utilisé comme auxiliaire thérapeutique (toutes les recherches entreprises dans ce domaine sont actuellement en cours de publication), ainsi que ceux de Denis Turner (Suisse), qui étudie l'aspect comportemental de la relation entre l'homme et le chat.

Les expériences pilotes, en revanche, sont essentiellement réalisées dans les pays anglo-saxons, où le milieu médical semble plus ouvert et plus attentif aux nouvelles formes de thérapie, et où le rôle rempli par l'animal dans la société fait l'objet d'une véritable reconnaissance.

QUELQUES EXEMPLES D'APPLICATIONS DE LA ZOOTHÉRAPIE AUJOURD'HUI

En *milieu institutionnel* (hôpitaux, maisons de repos, prisons, etc.), la présence de l'animal permet d'atténuer la dépersonnalisation de l'individu, l'agressivité du milieu, la difficulté à nouer des relations. Elle rend les lieux plus supportables. Tous les animaux affectés à ces programmes sont suivis en permanence sur le plan de la santé, de l'hygiène, du comportement. On s'attache également à ce qu'ils soient bien traités.

En *pédiatrie*, des chiens visitent de jeunes patients dans des services d'oncologie (étude des cancers), d'orthopédie, de troubles du comportement, par exemple. Les premiers résultats observés indiquent une réduction de l'anxiété liée à la séparation du milieu familial, de l'angoisse liée à la maladie et aux traitements prescrits.

En *gériatrie*, l'intégration de l'animal dans les services passe habituellement par le développement et la répartition de tâches nouvelles (éduquer, nourrir, promener, toiletter un chien, par exemple). Le partage des responsabilités dynamise les patients, éveille un intérêt nouveau, suscite de nouvelles relations sociales et facilite ainsi le travail du personnel soignant. Une autre formule qui se développe de plus en plus en Grande-Bretagne est celle des « chiens visiteurs », à domicile ou en institution.

En *ergothérapie* et *physiothérapie*, l'animal prend une part active à la rééducation et à la réadaptation en offrant aux patients un soutien moral et une motivation supplémentaire dans la poursuite d'un traitement qui, dans bien des cas, est pénible et décourageant.

De nombreuses expériences sont actuellement en cours :
- Avec des enfants autistes.
- Dans les maisons de retraite.
- Dans les prisons.
- Dans les centres de rééducation.

Sans oublier :
- La thérapie par l'équitation, destinée aux handicapés mentaux et aux enfants souffrant d'affections neuromusculaires (les ondulations provoquées par la marche du cheval ont un effet positif sur la coordination motrice du patient ainsi que sur l'élasticité des disques intervertébraux).
- Les fermes spécialisées qui accueillent en permanence ou occasionnellement des enfants à problèmes ou non et qui, par une initiation aux travaux de la ferme, s'ouvrent à la connaissance des animaux, aux soins à leur prodiguer, donc aux responsabilités.

Il y a enfin les nombreuses expériences d'animaux à domicile : ceux que l'on forme et éduque pour accompagner soit en permanence dans leur vie quotidienne, des handicapés moteur ou sensoriels, des personnes souffrant de solitude, d'anxiété, de dépression, soit à intervalles réguliers, en compagnie de bénévoles, à domicile ou dans le cadre d'une institution.

L'enfant plus que tout autre, à l'exception peut-être des personnes âgées, entretient avec l'animal une relation privilégiée où transparaissent ses besoins profonds dans les domaines de l'affectivité, de la communication, du rêve.

Comme pour l'adulte, une relation de dépendance et de responsabilisation s'installe entre eux, relation où le jeu et l'expression orale des joies et des peines tiennent une grande place. À travers ses rapports avec l'animal, il saura exprimer ses conflits, les rendre plus intelligibles à l'adulte et au thérapeute. Aidé par celui-ci, il saura s'adapter aux situations stressantes. C'est cette aisance de l'enfant à parler de et avec son animal favori qui permet aux médecins et aux pédiatres de comprendre, parfois, ce dont souffre l'enfant. Il livre ses problèmes et ses difficultés : c'est « l'animal symptôme ».

Outre le fait que l'animal permet de dépister à travers les relations que l'enfant entretient avec lui une carence affective et émotionnelle qui peut déboucher sur des troubles comportementaux graves, il est important de souligner, à une époque où la délinquance juvénile est de plus en plus précoce, le pouvoir de l'animal à sociabiliser l'enfant.

INDICATIONS ET CONTRE-INDICATIONS [1] !

Il va sans dire que l'utilisation de l'animal en thérapie implique le respect de quelques règles élémentaires. Sa présence n'est pas dépourvue de risques (morsures, griffures, zoonoses [2], allergies). L'avis du spécialiste et/ou du vétérinaire sera très utile dans le choix de l'animal : comportement, caractéristiques, état de santé. Il ne s'agit pas de décourager les bonnes volontés ni d'encourager les réticences du corps médical face à la zoothérapie, mais d'en bien connaître les limites. Nous

1. Anne-Claire GAGNON, « Animaux et Milieux pathologiques de l'homme ; des animaux qui nous veulent du bien », article rédigé pour la « Semaine de l'animal » de Toulouse en mai 1987.

2. Maladie infectieuse transmissible des animaux vertébrés à l'homme ou inversement.

sommes confrontés à des types de contre-indications absolues ou relatives.

La zoothérapie est totalement exclue :

• Pour les patients atteints d'aplasie médullaire [1] ou de toute pathologie les contraignant à vivre en chambre stérile.

• Pour ceux souffrant d'allergie aux poils et aux plumes d'animaux.

• Pour les groupes suivants, si la rééducation par l'équitation est nécessaire : les enfants âgés de moins de trois ans, ceux atteints de déficit mental au dernier degré, les patients en phase aiguë de scoliose (déviation latérale de la colonne vertébrale) ou présentant une scoliose avec un angle de plus de 25 degrés sur l'échelle de Cobb, les anxieux, les malades atteints de pathologie spinale sévère, ainsi que ceux souffrant de crises rhumatismales ou de poussées évolutives de sclérose en plaques.

• En cas de zoophobie, (crainte morbide suscitée par certains animaux), il est possible de tenter une psychothérapie, mais il est préférable de ne pas forcer le malade et de trouver une approche plus adaptée à sa pathologie.

On peut considérer comme contre-indications relatives :

• Une capacité mentale insuffisante ou un degré de validité trop réduit pour assumer une prise en charge totale ou partielle de l'animal par le malade.

• Les perturbations psychiques pouvant amener le patient à maltraiter l'animal.

QUAND ET COMMENT PRESCRIRE LA ZOOTHÉRAPIE [2] ?

Une étude menée par Karl Kan a permis de voir quand et comment la prescrire.

L'animal peut intervenir à trois niveaux : sur le patient ; sur

1. Arrêt ou insuffisance de développement d'un tissu ou d'un organe ; ici, de la moelle épinière ou osseuse.
2. *Etho-News*, *op.cit.*

le patient et le clinicien ; sur le patient, le clinicien et le personnel hospitalier.

• Le malade ou la personne seule en difficulté :

Prescription d'un animal de compagnie à demeure ou en visites régulières, les principales indications étant la solitude, la dépression, les problèmes émotionnels, le stress, les handicaps sensoriels et moteurs, les pathologies cardio-vasculaires.

• Le malade et le clinicien :

L'animal sert de catalyseur au clinicien qui peut ainsi entrer plus facilement en contact avec son patient, lui faire exprimer ses angoisses, ses difficultés, les indications étant toutes les affections psychologiques et psychiatriques faisant l'objet de consultations.

• Le malade, le clinicien et le personnel hospitalier :

Le but est ici de rendre plus acceptable le lieu de séjour du malade (ou du prisonnier, s'il s'agit d'une institution à caractère carcéral), d'alléger la charge d'agressivité qui se développe entre patients et personnel soignant, autrement dit, de rendre plus accueillants et plus humains ces établissements souvent destructurants pour la personnalité des patients ou des résidents. Trois possibilités s'offrent ici :

L'animal mascotte, attaché à un service. Dans ce cas, il faut veiller à l'équilibre comportemental de l'animal et lui accorder du repos à chaque fois qu'il en a besoin. Des Américains tels que Corson et Salmon, entre autres, ont démontré que les animaux, notamment les chiens, n'étaient pas des « bêtes de somme » exploitables sans interruption.

L'animal visiteur, souvent utilisé dans les services de gériatrie et de pédiatrie, représente un système pratique, peu contraignant pour l'établissement. Ces animaux appartiennent en général à des particuliers ou à des sociétés spécialisées. Ils ont été choisis et éduqués pour cette fonction et ils sont régulièrement contrôlés par un vétérinaire.

L'animal attaché à chaque résident et qui peut être le propre animal du retraité ou un animal que le patient prend en charge, comme cela se pratique à Green Chimneys, à côté de New York, une ferme peu ordinaire que dirige Samuel Ross depuis une quarantaine d'années.

L'IMPORTANCE DE LA ZOOTHÉRAPIE[1]

Il faut souligner que cette méthode thérapeutique, en explorant une voie originale, a fait prendre conscience du rôle positif que peut jouer l'animal (animal familier ou de compagnie, dans les cas qui nous préoccupent) auprès de l'homme et a montré l'intérêt d'une utilisation « programmée » de ces compagnons dans le traitement de diverses pathologies. Des démarches empiriques, entreprises depuis une quarantaine d'années, se poursuivent un peu partout en France et dans le monde.

L'élargissement du champ d'investigation de cette nouvelle thérapie a entraîné des progrès significatifs et des tentatives couronnées de succès, mais il impose aussi des réserves. Les méthodes d'application de la zoothérapie sont de plus en plus scientifiques, appuyées sur des analyses rigoureuses : il ne s'agit pas d'utiliser n'importe quel animal, n'importe quand, n'importe comment. Le respect lui est dû en tant qu'être vivant, et sa présence fait partie d'un programme précis qui nécessite une préparation, un encadrement multidisciplinaire, un suivi.

Il paraît évident que prescrire un animal de compagnie ou une thérapie facilitée par l'animal ne s'improvise pas. Une telle application exige une étude approfondie de l'affection dont souffre le patient ; médecin, thérapeute ou travailleur social en détermineront la nature. Le spécialiste en comportement canin, par exemple, sélectionnera le chien adéquat.

Tout au long de ce processus, les médecines, humaine et vétérinaire, devront œuvrer en parfaite symbiose. Le vétérinaire contrôlera non seulement la santé de l'animal mais aussi

---

1. *Etho-News*, *op.cit.*

ses conditions de vie et de travail. De solides notions de sociologie et de psychologie humaine lui seront dès lors indispensables. D'où la nécessité accrue d'introduire de nouveaux thèmes de travail dans le cursus des futurs vétérinaires : les motivations du possesseur d'animal de compagnie, le vétérinaire et la relation homme-animal, la mort naturelle ou l'euthanasie de l'animal, etc. Cette approche permettrait au vétérinaire d'être un auxiliaire à part entière du médecin.

Une telle collaboration garantirait l'utilisation raisonnable et raisonnée de la TFA, qui ne peut prétendre se substituer à une thérapeutique médicale classique. Elle entend simplement renforcer la thérapie mise en place, car il ne s'agit pas de considérer l'animal comme « un remède en soi ». Ce n'est pas la relation entre l'homme et l'animal qui intervient dans le processus de guérison, mais plutôt l'intégration de cette relation dans le développement d'un programme thérapeutique.

L'animal n'est pas un thérapeute, il est une aide à la thérapie, il devient, peut-être malgré lui, cothérapeute.

LES ANIMAUX UTILISÉS EN ZOOTHÉRAPIE

CHAT	• Auditeur infatigable. • Diminution du stress. • Modification du rythme cardiaque. • Facteur d'apaisement dans les prisons. • Compagnon de jeu pour les enfants. • Substitut de frère ou de sœur. • Suppression du sentiment de solitude chez les personnes âgées. • Apprentissage du deuil. • Dérivatif à l'angoisse.
CHEVAL, ÂNE, PONEY	• Rééducation fonctionnelle pour handicapés. • Thérapie par l'équitation pour handicapés mentaux. • Thérapie par l'équitation pour individus souffrant d'affections neuromusculaires.
CHIEN	• Aide aux handicapés sensoriels, moteur, mentaux. • Auditeur infatigable. • Diminution du stress. • Modification du rythme cardiaque. • Facteur d'apaisement dans les prisons. • Compagnon de jeu pour les enfants. • Substitut de frère ou de sœur. • Suppression du sentiment de solitude chez les personnes âgées. • Facilitation de la séparation entre enfants et parents lors d'une hospitalisation. • Visites à domicile ou en institution. • Éveil de l'intérêt chez l'enfant autiste. • Apprentissage du deuil. • Dérivatif à l'angoisse.
DAUPHIN	• Éveil de l'intérêt chez l'enfant autiste.
OISEAU	• Amélioration de l'état psychologique. • Facteur d'apaisement dans les prisons. • Éveil de l'intérêt chez l'enfant autiste. • Apprentissage du deuil. • Dérivatif à l'angoisse.
PETITS ANIMAUX : lapin, tortue, souris, hamster...	• Compagnons de jeu pour les enfants. • Apprentissage du deuil. • Dérivatif à l'angoisse.
POISSONS	• Facteur d'apaisement dans les prisons. • Diminution du stress chez le dentiste. • Apprentissage du deuil. • Dérivatif à l'angoisse.
SINGE	• Aide aux handicapés sensoriels, moteur, mentaux. • Apprentissage du deuil.

I

L'AVENTURE D'UNE NOUVELLE THÉRAPIE

LES PRÉCURSEURS

On parle beaucoup aujourd'hui dans les médias de la présence bénéfique des animaux à nos côtés.

Les animaux peuvent-ils nous aider à mieux vivre ? Certainement, sinon nous ne cohabiterions pas avec eux depuis si longtemps. Mais le mieux-être éprouvé en leur compagnie est-il quantifiable ? A-t-il une réalité objective ? Ne concerne-t-il que notre vie affective ? Telles sont les questions que se posent aujourd'hui de plus en plus de scientifiques de toutes formations : éthologues, psychiatres, psychologues, pédiatres, vétérinaires... Tous cherchent à aller au-delà de l'axiome « on n'explique pas l'amour » pour mieux comprendre en quoi les animaux nous font du bien [1].

Bien que l'essentiel du travail scientifique ait été réalisé au cours de ces vingt dernières années, cet intérêt pour une utilisation de l'animal à des fins thérapeutiques s'est manifesté bien antérieurement.

---

1. A.-C. GAGNON, *op. cit.*

L'ANIMAL À TRAVERS LES SIÈCLES

De toutes les histoires, celle qui lie l'homme à l'animal aura sans doute été l'une des plus complexes, des plus passionnées et aussi l'une des plus enrichissantes. Souvent adulés, parfois ignorés, les animaux ont, de tout temps, suscité passions, jalousies, querelles...

Que ce soit pour leur valeur utilitaire, marchande, religieuse ou artistique, la plupart des scientifiques, penseurs ou historiens sont au moins parvenus à s'accorder sur une chose : ces « créatures » ont influencé les sociétés humaines au moins autant que celles-ci les ont modelées pour leur usage, surtout à partir de la domestication.

Pendant la préhistoire, domestiqués pour les besoins matériels de l'homme, les animaux servent aussi bien de « réserve de nourriture » que de gardien ou de moyen de transport.

Il faut attendre l'Antiquité pour que les animaux, vénérés ou craints par les Anciens acquièrent le statut d'animaux de compagnie. Parallèlement, les premiers zoologues et naturalistes, tel Aristote, éthologues avant l'heure, s'intéressent à leurs comportements.

À l'avènement de l'ère judéo-chrétienne, pour les religions monothéistes, l'animal est une créature de Dieu soumise aux bons droits mais aussi aux devoirs de l'homme. Désacralisé, il n'en reste pas moins très présent dans la vie quotidienne et dans les textes.

Tout imprégnée de morale chrétienne, l'Europe médiévale est aussi celle des contes, des fables, des superstitions riches en évocations animalières. L'animal se rapproche de l'homme... jusqu'à se confondre parfois avec lui et à devenir le héros de satires et de parodies de la société humaine.

La Renaissance marque une coupure : le rationalisme va peu à peu s'installer dans les mentalités, pour ne plus laisser à l'animal qu'une place secondaire. C'est l'âge des grandes découvertes scientifiques, des conquêtes, et le fossé se creuse au XVIIe siècle du fait des théories philosophiques de Pascal et de Descartes, qui considèrent l'animal comme une « machine » entièrement soumise aux desseins et à la volonté de l'homme.

Au siècle des Lumières, l'animal retrouve son statut « réel » grâce aux progrès des recherches expérimentales et génétiques. Les naturalistes et les zoologues commencent à s'intéresser à son instinct et à son intelligence. Buffon défend la théorie du transformisme et suggère que la diversité des espèces découle d'un modèle originel.

Avec Darwin, l'animal retrouve un statut « d'égalité » par rapport à l'homme et, sous l'impulsion des romantiques, le XIXe siècle considérera l'animal comme un être à part entière, influencé par son milieu. C'est l'époque de la domestication « active », du développement des races mais aussi des premiers textes juridiques établis pour la protection de l'animal.

Notre siècle voit l'émergence des psychologies humaine et animale et d'une nouvelle science, dérivée de la zoologie : l'éthologie. L'observation des comportements de l'animal et de l'homme trouve son application dans l'étude des troubles mentaux et psychomoteurs, des phénomènes socioculturels, des relations affectives, etc. Ce sont les prémices de la zoothérapie.

PREMIÈRES EXPÉRIENCES

Historiquement, les premières expériences dont on trouve trace se situent en 1792. York Retreat est une institution pour malades mentaux fondée en Grande-Bretagne par un quaker, William Tuke, marchand de thé et de café. À cette époque, les hôpitaux, les asiles traitent les malades par des méthodes coercitives. La politique thérapeutique de York Retreat est différente : on y prend le temps d'être aimable avec le patient, de lui parler correctement, il n'y a pas de châtiments corporels. Pour essayer de briser davantage ce ghetto de la folie, on enseigne aux malades l'art et la manière de prendre soin de petits animaux (poules, lapins...), afin de leur rendre un minimum de confiance en eux-mêmes[1].

Une expérience similaire est réalisée en 1867 à Bielfield, en Allemagne, dans une institution pour épileptiques. Il semble que les animaux aient toujours été employés parce que « c'était naturel, que cela tombait sous le sens et que cela avait un effet approprié et raisonnable sur la façon de vivre ». Bethel est aujourd'hui un centre qui accueille plus de cinq mille patients. Le directeur expliquait, en 1977, à Leo Bustad que les animaux les aidaient beaucoup et qu'il venait désormais de s'adjoindre les « services » d'animaux de ferme, notamment de chevaux[2]. Les animaux ont toujours constitué un élément essentiel dans ce centre où les programmes courants comprennent de l'équitation thérapeutique, un parc de jeux, des chiens, des chats et des oiseaux en cage. On y soigne maintenant de nombreux troubles autres que l'épilepsie. Bien que les animaux représentent une part très importante du traitement, aucune tentative n'a encore été faite pour quantifier les bénéfices constatés de cette méthode thérapeutique[3].

Aux États-Unis, il semble qu'il ait fallu attendre la guerre de 39-45 et les circonstances exceptionnelles qu'elle a générées pour qu'on s'intéresse à de telles expériences. À Pawling (État de New York), le centre de la Croix-Rouge américaine a accueilli, pendant toute la durée de la guerre, les pilotes blessés de l'Air Force. Les aviateurs y étaient en convalescence après une intervention chirurgicale. Certains, gravement handicapés, devaient se résoudre à l'idée de ne plus jamais piloter. La présence d'animaux, notamment de bétail, de chevaux, de volaille, leur permettait, dans un cadre rural, de se remettre de leurs blessures et de leurs traumatismes. Ils suivaient, de plus, des cours sur leur propre comportement[4]. Le but était de normaliser, autant que possible, la vie de ces hommes.

1. A.-C. GAGNON, *op. cit.*
2. A.-C. GAGNON, *id.*
3. Michael MACCULLOCH, « Pet Therapy, an Overview ».
4. A.-C. GAGNON, *id.*

Malheureusement, aucune étude à caractère médical n'a été faite sur le sujet et cette institution fut fermée un peu plus tard.

Nonobstant les résultats encourageants obtenus, il n'existe pas de documents à caractère véritablement scientifique, authentifiant les pathologies, d'une part, et les résultats, d'autre part [1], qui prouveraient la valeur de ces expériences pilotes.

Dans les années 60, apparaissent les premières publications qui font état des recherches et expériences des précurseurs de la zoothérapie, comme Boris Levinson, Samuel et Élisabeth Corson, aux États-Unis, Ange Condoret, en France.

LEVINSON, LE PÈRE DE LA ZOOTHÉRAPIE

L'histoire de Johnny et Jingles s'écrit comme un conte. Elle est pourtant on ne peut plus véridique et fait aujourd'hui figure de référence.

Nous sommes à New York à la fin des années 50 chez Boris Levinson, psychologue pour enfants, professeur en psychiatrie et propriétaire d'un chien nommé Jingles.

S'il est interdit de séjour dans le bureau l'après-midi, parce que son maître consulte, en revanche, le matin Jingles a toute liberté de rester auprès de lui quand il rédige ses articles. Un matin, Levinson reçoit l'appel de parents totalement désemparés : leur enfant, le petit Johnny, ne communique avec personne et doit, sur avis des spécialistes, entrer le jour même dans une institution spécialisée. L'enfant a beau être difficile à vivre (il est quasiment autiste), c'est leur enfant, et ils ne peuvent se résoudre à en être séparés. Ils sont prêts à tout essayer afin d'empêcher l'internement du petit garçon, Levinson est leur dernière chance. Un bien faible espoir, mais qui mérite qu'ils s'y accrochent ! Levinson accepte de les recevoir

1. A.-C. GAGNON, *op. cit.*

séance tenante. Jingles sommeille dans un coin du bureau. Il va participer exceptionnellement à une consultation.

C'est alors que se produit l'inattendu. Réveillé par l'arrivée du petit groupe, Jingles part en reconnaissance vers celui qui lui semble le plus attrayant : l'enfant. Il le renifle amicalement, le regarde, tant et si bien que Johnny, sous l'œil ébahi de ses parents, se met à caresser l'animal, à lui porter attention. Force est aux parents et au psychologue de constater qu'il est en train de se passer quelque chose. Levinson, attentif, laisse faire. À la fin de l'entretien, Johnny demande quand il pourra revenir jouer avec son nouvel ami. Le psychologue décide, par la suite, de répéter l'expérience, au cours de nouvelles séances, et s'introduit peu à peu dans la relation privilégiée qui s'est établie entre l'enfant et l'animal. Il entreprend alors une véritable thérapie, avec la complicité bien involontaire de Jingles, thérapeute malgré lui. Celle-ci aboutit à une très nette amélioration de l'état du petit garçon, qui évitera ainsi l'internement.

Une nouvelle démarche est née : la psychothérapie infantile assistée par l'animal *(Pet-Oriented Child Psychotherapy*[1]). Levinson utilisera par la suite, de manière plus systématique, l'animal familier, chien ou chat selon le tempérament de ses patients, pendant ses consultations. C'est lui qui développera la théorie citée plus haut, malgré les quolibets de ses collègues, qui n'hésitaient pas à lui demander s'il partageait ses honoraires avec son chien[2].

Cette théorie s'appuie sur l'idée, largement utilisée en psychologie infantile, que le jeu est le meilleur moyen de communiquer. Or, le royaume de l'enfant est celui du jeu par excellence. D'autre part, à un certain stade du développement de l'enfant, avant huit ans, celui-ci est encore marqué par l'animisme[3] : autrement dit, il est persuadé que l'animal est

1. *Etho-News*, Ethologia, n°4, avril-septembre 1990.
2. A.-C. GAGNON, *op. cit.*
3. Tendance à considérer les objets comme des êtres vivants et doués d'intentions.

comme lui, qu'il raisonne de la même manière. On observe chez le jeune enfant une identification partielle à l'animal, qui constitue dès lors un formidable lieu de projection, car il est souvent plus facile pour l'enfant de raconter sa vie et ses angoisses à travers la voix qu'il prête au chien ou au chat. Reste au clinicien-thérapeute à décoder le message. En l'occurrence, c'est un jeu d'enfant pour le psychologue averti qu'est Levinson. « La relation entre l'homme et le chien, et tout particulièrement entre l'enfant et le chien, peut, dans beaucoup de cas, être plus salutaire qu'une relation entre deux êtres humains. »

L'ensemble de ses expériences et des ses réflexions qui fait aujourd'hui figure de référence a été publié en 1969 et en 1972 : *Pet-Oriented Child Psychotherapy* et *Pets and Human Development*. Il faut cependant souligner que ses premières publications datent de 1961.

« Je préfère le terme *pet therapy* (donc "thérapie animalière") plutôt que le terme de "thérapie ludique". » Les raisons en sont simples, commentées par Boris Levinson : les mots « jouer », « jeu », « ludique » impliquent une activité qui aurait été choisie volontairement et qui, en fait, est largement absente dans l'installation d'une clinique ou dans le bureau d'un thérapeute privé, où les objectifs de l'entretien sont déterminés, le temps déjà limité. « Ce que nous faisons en fait, dans la *play therapy*, c'est de faire croire, c'est de s'engager dans quelque chose que l'on veut faire croire. » L'animal est utilisé comme aide-thérapeute, peut-on dire, dans le bureau du clinicien, ou bien comme une forme d'aide à la thérapie, en introduisant l'animal dans le foyer même de l'enfant. Les thérapeutes expérimentés pour enfants savent que poupées, pâte à modeler, peinture et tous autres objets réunis dans les salles de jeu ne peuvent être véritablement aimés, car ils ne sont pas vivants, ne grandissent pas, ne réagissent pas. L'enfant sent intuitivement qu'il ne peut pas partager ses sentiments avec eux. Contrairement à la réaction qu'il a face à une poupée, un enfant peut concevoir l'animal comme étant une part de lui-même, comme une part de sa famille, et qui traverse donc les mêmes expériences que lui [1].

Si Levinson a apporté une nouvelle dimension à la psychothérapie de l'enfant grâce à l'utilisation d'un animal en tant que créature vivante, il a démontré par ses travaux que l'animal de compagnie était important pour l'homme au niveau tant psychologique que pratique, l'homme ayant toujours eu intuitivement conscience de ses besoins psychologiques et du fait que certains de ceux-ci pouvaient être satisfaits par l'animal familier. Il n'a pas restreint ses investigations au domaine de l'enfance, il a élargi ses champs de recherches à toutes les tranches d'âge, ouvrant ainsi, en précurseur, la voie à de nombreux chercheurs, qui se sont inspirés de son expérience pour développer, chacun dans un domaine particulier, leurs propres théories.

LES EXPÉRIENCES DES CORSON

Parallèlement, un couple de psychiatres américains, Samuel et Elisabeth Corson, qui travaillait dans un centre pour adolescents perturbés, utilisait pour les soigner la panoplie classique allant des neuroleptiques aux électrochocs.

Un chenil jouxtait cette institution et les Corson s'aperçurent que certains des adolescents perturbés sortirent de leur mutisme et demandèrent à pouvoir jouer avec les chiens et à s'en occuper.

Constatant les faits et ayant connaissance des travaux de Levinson, les Corson entreprirent de « donner à des patients incapables d'entrer en relation avec autrui l'opportunité d'établir une relation avec un animal, dans l'espoir que la capacité d'avoir une relation avec celui-ci se généralise aux êtres humains ».

---

1. Boris M. LEVINSON, « Special Technics in Child Psychotherapy », discours prononcé au LXXIe congrès annuel de l'association américaine de psychologie à Philadelphie, en août 1963.

À la suite d'une expérience sur trente sujets, ils remarquèrent que la présence de l'animal dans le pavillon avait pour effet de catalyser les relations sociales. Certains sujets qui n'avaient jamais parlé avec le personnel soignant prirent la parole après l'introduction du chien dans l'institution. De plus, la seule présence de l'animal eut également un effet positif sur les autres patients, simples observateurs. C'était « l'effet catalyseur » que Levinson avait déjà observé sur ses jeunes patients[1]. Le Dr Corson décrivit l'atmosphère de plus en plus chaleureuse ressentie par ses patients. Le cercle incluait au départ le patient et l'animal ; mais, par la suite, le thérapeute, les autres patients et l'équipe soignante y furent intégrés. C'est ce qu'il appelait « un cercle grandissant de chaleur et d'approbation[2] ».

Les Corson ont privilégié l'utilisation du chien parce qu'il offre une grande variété de races, de caractéristiques comportementales, et un large spectre d'expression émotionnelle. Ils observèrent une vingtaine de chiens différents et constatèrent les préférences individuelles des patients pour certaines races ou certains types de chiens. Cependant, il n'y eut pas assez de données pour établir une relation entre le chien et les caractéristiques du patient.

Ils étendirent leurs expériences à d'autres institutions, notamment pour personnes âgées, comme celle de Millersburg, dans l'Ohio, ayant une capacité d'accueil de huit cents résidents présentant des troubles d'ordre physique et psychologique. Les Corson étaient persuadés que la structure sociale de l'institution renforçait le processus « de débilité, d'avilissement social et de déshumanisation ». On n'y pratiquait pas ou peu de traitements individuels, aucune activité, pas de renforcement de l'affect. De plus, les patients se trouvaient en état

1. Philippe BERNARD, *La relation homme-chien et son utilisation thérapeutique*, mémoire de licence de psychologie, université catholique de Louvain, 1986.

2. Michael MACCULLOCH, « Companion Animals, Human Health and the Veterinarian », Revue de médecine vétérinaire, éd. Stephen Ettinger Philadelphia, Saunders et Co., 1983.

de privation sensorielle et d'isolement. Partant de ce constat, les Corson n'hésitèrent pas à enregistrer en vidéo des séances d'interaction entre homme et animal et furent confrontés à des cas très émouvants. Pour ne citer qu'un exemple, un vieil homme présentant une lésion cérébrale et muet depuis vingt ans prononça son premier mot à l'intention du chien, finit par lui accorder une attention grandissante et alla jusqu'à le dessiner. Cette histoire tend à prouver une fois de plus que les animaux servent à briser l'isolement social et le repli sur soi [1].

Il est à noter que la psychothérapie avec l'animal, étudiée par les Corson ne se substitue pas à d'autres thérapies, mais est plutôt présentée comme un adjuvant qui facilite le processus de socialisation. Elle peut être considérée comme une forme de thérapie de la réalité, où le chien satisferait principalement deux besoins de base de l'être humain : d'une part, le besoin d'aimer et d'être aimé et, d'autre part, le besoin de sentir que l'on vaut quelque chose pour soi-même et pour les autres.

Ce serait une gageure que de vouloir évoquer ici toutes les expériences pilotes qui se sont déroulées durant cette période. Cependant, un certain nombre de chercheurs avaient déjà œuvré dans ce sens aux États-Unis. Nous allons évoquer quelques autres tentatives notables.

Près de New York, Samuel Ross crée en 1947 Green Chimneys (« les cheminées vertes »), la première « ferme thérapeutique », qui comprend environ cent cinquante animaux et dont la vocation est de permettre la réinsertion d'enfants ni débiles ni délinquants, mais socialement inadaptés et présentant des troubles affectifs. Agréée comme centre social en 1972, cette ferme thérapeutique s'étend actuellement sur soixante-cinq hectares et accueille chaque année vingt-cinq mille jeunes citadins des environs dans le cadre de différents programmes édu-

1. M. MacCulloch, « Pet Therapy, an Overview ».

catifs, le but n'étant pas d'en faire des fermiers, mais de leur redonner le goût de la nature.

Dans cette voie, Anne Salomon, professeur au département de psychologie de l'université de Montréal, travaille avec des enfants isolés, rejetés, souffrant d'inadaptation sociale, présentant de graves difficultés scolaires, proches de la délinquance et susceptibles d'éprouver ultérieurement de réelles difficultés d'adaptation sociale. Elle étudie l'influence de l'animal sur les relations des enfants entre eux et l'aide qu'il apporte à leurs problèmes de communication.

Pour Peter Messent, le fait que le chien et le chat soient plus que d'autres de véritables animaux de compagnie, qu'ils soient intelligents, qu'ils aient un rythme de vie proche de celui de l'être humain, une réelle capacité de jeu, en fait des êtres particulièrement adaptés à la fréquentation de l'homme[1]. Il a, lui aussi, constaté que les animaux pouvaient être considérés comme des « catalyseurs sociaux ». Étudiant les interactions sociales existant autour de personnes se promenant d'abord seules dans un parc, puis en compagnie d'un chien, il a pu observer que l'on portait davantage attention aux personnes accompagnées d'un chien qu'à celles qui ne l'étaient pas[2].

DES EXPÉRIENCES AVEC LES PERSONNES ÂGÉES

L'effet catalyseur de l'animal observé par Levinson a également été étudié par Peter Salmon à l'hôpital gériatrique de Caufield, à Melbourne, en Australie : on introduisit auprès des patients, durant une période de six mois, une mascotte, un chien labrador ex-chien-guide d'aveugle, appelé Honey.

L'âge moyen des résidents était de 80 ans, tous atteints de diverses affections, telles que troubles cardio-vasculaires,

---

1. Véronique SERVAIS, « L'animal familier, médecin malgré lui », synthèse extraite des *Cahiers d'éthologie appliquée*, 1989.

2. « La Zoothérapie, une histoire d'amour avec les animaux », *Le Goléand*, n° 16, 1986.

arthrite, démence sénile, maladie de Parkinson, etc. Ils étaient au nombre de soixante, répartis en deux groupes, plus un groupe de contrôle. La majorité d'entre eux n'était pas transportable. Avant l'arrivée du chien, il n'existait pratiquement aucune communication entre eux. Le chien était autorisé, sous la surveillance d'un responsable, à participer librement à leurs activités quotidiennes. La première phase d'intégration du chien dans l'hôpital ne se déroula pas aisément : il y eut des sentiments très mélangés de confusion et d'appréhension, partagés par le personnel et les patients eux-mêmes, qui pensaient que le chien était un élément non hygiénique, que sa vraie place était à l'extérieur de la structure et qu'il ne devait avoir qu'un seul maître. Bref, la partie n'était pas gagnée !

S'ensuivirent moult discussions pour argumenter et vaincre les réticences. Finalement, Honey fut accepté progressivement en tant que « chien d'hôpital », fait totalement novateur. Cette présence animale, inhabituelle dans un tel lieu, provoqua les réactions les plus diverses, qui allaient de l'enthousiasme à l'indifférence totale en passant par la tolérance et même l'acceptation. Après six mois, non seulement le comportement des malades avait changé, mais aussi les rapports entre le personnel soignant et les patients, qui se traduisirent par des sourires plus fréquents, un désir de vivre manifestement plus intense, un intérêt nouveau envers leurs semblables, une sociabilité nouvelle et, de ce fait, une moins grande solitude. Le personnel, lui, paraissait plus apte à gérer ses propres sentiments, à admettre la détérioration chronique de la santé des résidents. La présence de Honey permettait de soutenir le moral parfois défaillant du personnel, améliorant la qualité des soins dispensés aux malades. Tout devenait plus léger, la réalité était mieux vécue, à tel point que l'expérience se prolongea bien au-delà de dix-huit mois. Rien n'aurait été acquis sans les efforts et la bonne volonté de l'équipe soignante et sans une organisation rigoureuse de l'emploi du temps. Le constat clinique a mis en évidence que la présence de Honey avait provoqué les contacts, amené les patients à caresser l'animal et, donc, suscité par ces gestes simples une nouvelle mobilité, des rires, une rupture avec les états d'enfermement chronique dans lesquels se complaisaient certains patients, et des échanges nouveaux qu'il aurait été impossible d'imaginer auparavant. Si l'on tient compte du fait que cette expérience fut menée auprès d'un échantillon de personnes très âgées, on pourrait appeler cela une renaissance.

En Grande-Bretagne, Mugford et Cominsky, à partir d'un échantillon d'hommes âgés de 75 à 81 ans vivant seuls dans l'East Yorkshire, eurent l'idée de placer des *budgerigars* (petits perroquets australiens) chez certains sujets, afin d'étudier l'effet bienfaisant physique et mental sur des individus placés en milieu non institutionnel. À la fin d'une période de cinq mois, on constata que sur les 60 % d'hommes restant encore vivants, seuls ceux qui bénéficiaient de la présence du perroquet pouvaient se targuer d'avoir un bon état psychologique.

D'autres études furent poursuivies, telle celle de Hendy, en 1983, qui se pencha sur les effets respectifs des animaux en peluche, ou représentés en vidéo, et des animaux vivants : il était indéniable que la présence d'animaux vivants améliorait considérablement l'état du moral et renforçait le désir de vivre chez les sujets observés [1].

Leo K. Bustad, professeur au collège de médecine vétérinaire de l'université de Washington, président honoraire de la Delta Society, est un spécialiste de médecine comparative. Il étudie les anomalies structurelles et comportementales chez les humains, les animaux et les végétaux, afin d'en déduire des principes susceptibles d'être appliqués à tous les êtres vivants.

Après avoir mené des expériences thérapeutiques avec des animaux, il propose, pour la première fois, un « test d'évaluation » permettant au futur propriétaire (individu ou institution) de choisir l'animal domestique adéquat, en fonction de sa personnalité et de ses habitudes de vie.

1. M. MacCulloch, *op. cit.*

Dans son ouvrage *Les Animaux, la vieillesse et les Personnes âgées*, Bustad recense les différentes contributions de l'animal à la compréhension des problèmes liés à la vieillesse, autant dans le but de faire progresser la médecine gériatrique que d'apporter assistance et compagnie aux personnes âgées.

Les champs d'application étudiés par Bustad concernent aussi bien les maladies cardio-vasculaires, le cancer, l'ostéoporose, que les troubles mentaux (sénilité). Les résultats de ces études, montrant que le changement de style de vie peut modifier l'évolution des maladies dégénératives, sont complétés par des expériences prouvant que le fait de s'occuper d'un animal est particulièrement bénéfique pour la santé et le bien-être des personnes âgées[1].

Par ailleurs, il défend une idée originale selon laquelle la compassion est un sentiment universellement partagé. C'est la capacité, selon lui, par-delà la simple sympathie, à ressentir ce qu'éprouve l'autre, humain ou animal. Ainsi, la compassion n'est pas seulement le partage de la souffrance mais aussi celui de la joie. Il fait référence à un proverbe allemand selon lequel une souffrance partagée est diminuée de moitié alors qu'une joie partagée est doublée. La compassion suppose donc la générosité. Citant le théologien Thomas Merton, pour qui « l'idée même de compassion repose sur la conscience aiguë de la solidarité entre tous les êtres vivants, qui sont tous dépendants les uns des autres », il suggère que cela pourrait constituer un style de vie[2].

Si l'on veut déjà considérer le nombre de recherches entreprises prouvant que les animaux jouent un rôle réellement bénéfique sur la santé humaine, les progrès obtenus lors de ces vingt dernières années ne peuvent que répondre favorablement aux questions que nous sommes en droit de nous poser.

---

1. Leo K. Bustad, « Animals, Aging and the Age », conférence à l'université du Minnesota, 1979, vol. 5, éd. University of Minnesota Press, collection « Conférences en médecine comparative », 1980.

2. Id. « On Compassion », article extrait d'*Interaction*, vol. n° 4, 1993.

La presse et la télévision, notamment, commencent à sensibiliser un public mal informé et parfois réticent face à l'aspect empirique de certaines démarches.

Pourtant, les exemples susceptibles de vaincre les doutes ne manquent pas. Tel est le cas d'Erika Friedmann, chercheur au département des sciences de la santé et de la nutrition à la faculté de Brooklyn, à New York, et d'Aaron Katcher, professeur de psychiatrie à l'université de Pennsylvanie, qui se sont penchés sur les échanges avec les animaux familiers pouvant induire des réponses physiologiques et psychologiques bénéfiques à la fois pour le possesseur de l'animal et pour les personnes en contact avec lui. On retrouve la même constante, la même volonté chez les chercheurs de prouver les bienfaits des animaux familiers sur la santé physique et psychique.

Une étude menée durant un an sur le taux de survie de patients atteints d'affections coronariennes a permis de démontrer que ce taux était plus élevé chez les possesseurs d'animaux. Leur seule présence peut avoir un impact sur l'anxiété et la réactivité cardio-vasculaire, sur tous les troubles liés au stress (hypertension artérielle), très répandus dans notre société [1]. Le seul fait de regarder, de toucher un animal, de lui parler, modifie le rythme cardiaque ou la pression sanguine et, dans certains cas, favorise la diminution de l'excitation, la relaxation, le bien-être et un sentiment de sécurité. Ils ont constaté que dans un groupe d'individus conversant entre eux, selon qu'ils caressaient ou non un animal, on pouvait enregistrer chez eux une augmentation ou une diminution de la pression sanguine [2]. Quand il s'agit de son propre animal, la seule vue de celui-ci peut suffire à donner des résultats surprenants. Il est intéressant de noter que les échanges affectifs entre les personnes et leurs animaux de compagnie peuvent se pratiquer avec ou sans la parole, et, dans ce cas de figure, cette forme muette de compagnie se révèle être une

1. *Symposium Waltham* n°20, « Les Bénéfices de la possession d'un animal de compagnie », éd. I.H. Burger, 19 avril 1990.

2. Ph. BERNARD, *op. cit.*

source de relaxation, la compagnie humaine exigeant la plupart du temps une intervention du langage. Les études de Friedmann et de Katcher apportent des informations sur toute une série de changements comportementaux : modifications d'expressions du visage, du ton et du débit de la voix.

DES ANIMAUX DANS LE MILIEU CARCÉRAL

Un autre exemple probant de l'utilisation thérapeutique d'animaux a eu lieu en milieu carcéral, à l'hôpital de Lima, dans l'Ohio, avec des criminels psychopathes. Stimulé par les travaux de Levinson et des Corson, David Lee, travailleur social spécialisé en psychiatrie, institua un programme basé sur l'idée qu'un patient devait gagner le privilège d'avoir son propre animal, en prenant soin tout d'abord de la mascotte et de l'aquarium de l'hôpital, et de sacrifier un peu de son argent afin de pourvoir à la nourriture et à l'entretien des poissons. Patients et personnel commencèrent à coopérer, augmentant ainsi « le cercle grandissant de chaleur » et Lee constata une chute significative des incidents violents à l'égard d'autres codétenus et du personnel, ainsi qu'une diminution des tentatives de suicide et des prescriptions médicamenteuses[1]. Ce programme très novateur fut appliqué dans d'autres centres de détention, comme la prison américaine de Lorton, où chats et oiseaux ont quartier libre depuis 1982. Le Dr Earl Strimple observa que « les délinquants se transforment et deviennent plus sociables. S'il est une chose difficile en prison, c'est bien d'inculquer aux détenus le sens des responsabilités, et cela, justement, le programme animal le rend possible ».

De son côté, en 1982, à Purdy, prison de femmes de l'État de Washington, Kathy Quinn, ancienne détenue, actuellement dresseuse de chiens, remarquait une diminution des problèmes disciplinaires et notait qu'à aucun moment les détenues n'étaient tentées d'utiliser les animaux comme exutoire.

---

1. M. MacCulloch, *op. cit.*

Toujours dans la mouvance des expériences menées aux États-Unis, plusieurs actions furent entreprises au Canada, en Europe et, plus particulièrement, dans l'Hexagone.

ANGE CONDORET, UN VÉTÉRINAIRE INSPIRÉ

Une expérience notable eut lieu en France, où, en 1976, un vétérinaire, le Dr Ange Condoret, se passionna lui aussi pour les relations qui se nouent entre l'enfant et son animal familier. Il avait pu constater, au cours de ses consultations, l'importance de l'animal dans la vie de l'enfant. Le chien, le chat ou le lapin sont, tour à tour, le confident, le frère, le compagnon de jeu, parfois le « nounours pour de vrai », et l'attachement de l'enfant à son animal est ainsi renforcé [1].

Condoret, après un stage effectué auprès de Levinson, entreprit le même genre d'expérience avec des enfants souffrant de problèmes de langage, et dont l'un était atteint d'autisme, une forme de schizophrénie infantile.

Le cas de Bethsabée, une jeune enfant autiste, est sans doute le plus édifiant : elle ne porta aucun intérêt à la présence d'animaux familiers dans la classe durant la première année. Or, un jour où la maîtresse avait lâché une tourterelle dans la salle, celle-ci vint se poser à côté de Bethsabée. Condoret raconte alors que « l'on vit pour la première fois le regard de Bethsabée se fixer sur l'oiseau, tandis qu'un sourire s'ébauchait ; tout dans ses gestes et dans le port de sa tête évoquait un désir de communiquer ; elle prononça des sons nouveaux, pour essayer de parler à la tourterelle ; elle la caressa d'abord, puis l'embrassa ; l'institutrice profita de ce désir pour présenter de nouveau le chien à l'enfant qui, cette fois, s'y intéressa ».

L'expérience de Condoret montre que le choix et le mode d'introduction de l'animal dans l'univers du patient jouent un grand rôle. Alors que le chien, introduit volontairement, aide certains enfants, c'est la tourterelle échappant au contrôle de

---

1. A.-C. GAGNON, *op. cit.*

la maîtresse qui permettra le déclic thérapeutique du « cas Bethsabée[1] ».

Son activité de vétérinaire, à Bordeaux, lui permit, lors de ses consultations, d'entrer en contact avec plus de mille enfants de 4 à 15 ans qui accompagnaient leurs animaux familiers, ce qui était de plus en plus fréquent et ne faisait que confirmer la relation privilégiée qui existait entre les deux : l'animal pouvant répondre aux besoins profonds de l'enfant, tels que les besoins d'affection, de communication, d'imagination, de prise de distance vis-à-vis de l'adulte. Dans la majorité des cas, c'étaient les enfants qui avaient réclamé un animal. Il ne s'en tint pas là et étendit son champ d'observation aux écoles maternelles ainsi qu'aux enfants handicapés mentaux. Pour ces derniers, le rôle de « déclencheur de communication » de l'animal était particulièrement évident.

Les expériences menées par Levinson aux États-Unis avaient trouvé un autre champ d'application, sous la houlette de Ange Condoret. Les anecdotes ne se comptent plus : il eut pour patient un jeune mongolien de 20 ans, totalement mutique, dont le premier mot prononcé fut « Bagheera », le nom d'une petite chatte qu'il avait reçue un mois auparavant. Bethsabée et sa tourterelle, le jeune mongolien et sa chatte Bagheera, autant de symboles d'un vaste itinéraire de recherches qui portaient leurs fruits et qui permettaient une nouvelle prise de conscience du pouvoir thérapeutique de l'animal.

Les observations de Condoret se multiplièrent dans les milieux les plus divers : cabinets de vétérinaires, écoles, hôpitaux psychiatriques, etc. Il procéda à une étude, sur une période de trois ans, dans une école maternelle d'enfants présentant divers problèmes au niveau mental. La récolte fut féconde et sur la base de ses observations et de ses recherches, il créa en 1978 une nouvelle méthode relationnelle au service de l'enfant : l'IAMP, ou intervention animale modulée précoce, synthèse des découvertes en psychologie et en éthologie humaine et animale, dans le domaine des systèmes de commu-

1. A.-C. Gagnon, *op. cit.*

nication du jeune enfant avant l'apparition du langage parlé. Cette application de l'intervention de l'animal a favorisé l'exercice et la spontanéité des langages tactiles et gestuels chez les enfants atteints de troubles de la communication. Cette relation libre et spontanée intervient d'une manière modulée, tant au niveau de la durée, de la fréquence que du rythme, l'enfant ayant en outre la possibilité d'observer lui-même les comportements des animaux entre eux. Condoret a obtenu des résultats plus qu'encourageants pour le développement de ce que l'on nommera un peu plus tard la thérapie facilitée par l'animal.

En 1977, il fonda l'AFIRAC (Association française d'information et de recherche sur l'animal de compagnie), qui a pour vocation d'étudier le phénomène social que constitue la cohabitation de l'homme avec l'animal familier et de répondre aux questions suscitées par cette vie en commun. Depuis la mort d'Ange Condoret, le Pr Hubert Montagner, psychophysiologue et éthologue, assume la présidence de cette association et poursuit les travaux, qui sont maintenant plus particulièrement centrés sur la relation faite de compréhension qui se développe entre l'enfant et l'animal.

CAROLINE BOUCHARD, UNE ZOOTHÉRAPEUTE CANADIENNE EN FRANCE

Au Québec, c'est sous l'influence des divers courants de recherche sur la thérapie animale que Caroline Bouchard, entourée d'une équipe pluridisciplinaire, a fondé l'Institut de zoothérapie en 1983. Il s'agissait pour ces spécialistes de prouver l'efficacité de la zoothérapie dans le traitement de bon nombre de maladies. Travail de sensibilisation du grand public, d'information et de formation, d'éducation de spécialistes du milieu médical et paramédical, ouverture des portes des institutions à une thérapie nouvelle dont elle avait elle-même expérimenté les bienfaits, à la fois dans son parcours personnel et au cours de différents séjours effectués auprès de chercheurs américains, lesquels l'avaient fait bénéficier de l'évolution de leurs recherches.

La fondatrice du mouvement de zoothérapie au Canada était donc bien armée pour aller de l'avant et convaincre que la zoothérapie pouvait largement concourir au mieux-être physiologique et psychologique, et qu'il était temps d'en faire bon usage. Une aventure qui dura dix ans, avant son installation en France, en 1992, et qui nous est maintenant relatée.

MES TRAVAUX AU CANADA

Il m'aura fallu une longue maladie de deux années, ponctuée de séjours fréquents à l'hôpital, pour que la zoothérapie entre dans ma vie au point de la transformer. J'en suis, en effet, une des grandes bénéficiaires, dans le sens où la découverte de cette méthode m'ouvrant des horizons nouveaux, je trouvai en moi l'énergie de lutter avec plus d'ardeur pour vaincre cette acidose tubulaire qui me tenait clouée au lit.

C'est pendant une de ces difficiles périodes d'hospitalisation que je lus un très beau livre d'Alan Beck et d'Aaron Katcher, *Beetween Pets and People*, sur la relation homme-animal. J'avais à cette époque un chien, le premier, et sa présence affectueuse, l'évidence qu'il partageait mon épreuve, nous liaient d'une amitié profonde. Or, ces deux chercheurs américains, qui s'attachaient surtout aux réactions apaisantes provoquées sur l'homme par des poissons rouges évoluant dans un aquarium, faisaient état de sentiments que j'éprouvais moi-même. Ils surent provoquer en moi un intérêt et une curiosité tenaces, d'autant plus qu'ils dissertaient également avec enthousiasme sur un mode thérapeutique inédit, exploité aux États-Unis, la thérapie facilitée par l'animal. Je jurai alors que si un jour je sortais de ce tunnel dont je ne voyais pas la fin, je me consacrerais à l'exploration de cette discipline nouvelle.

Ce coup de foudre ne m'atteignait par hasard, il frappait une part de moi-même qui m'avait poussée à faire des études de psychosociologie. De tout temps, je m'étais intéressée à l'évolution de l'homme considéré individuellement ou en groupe. Cette fois, ma passion s'alimentera de la découverte d'une relation que je devinai puissante et magique, celle de l'homme et de l'animal.

Peu à peu, j'ai recouvré la santé et, curieusement, c'est mon chien qui est tombé malade. Dans ma quête du vétérinaire salvateur, je rencontrai le Dr Jean-Marc Vaillancourt, qui, malgré son grand talent, ne put sauver Boff, atteint d'un cancer généralisé. Mais pendant ces six mois de rencontres régulières, au chevet de mon bouvier, nous apprîmes à nous connaître.

— J'apprécie, me dit-il un jour, le contact que vous avez avec les animaux. Depuis six mois, je vous vois soigner votre chien avec habileté. J'ouvre prochainement une clinique vétérinaire, aimeriez-vous travailler avec moi ?

— Volontiers, lui répondis-je sans même avoir besoin de réfléchir, c'est une activité qui m'intéresse beaucoup.

Je réalisai alors que le Dr Vaillancourt avait des préoccupations qui allaient au-delà de l'acte vétérinaire. En effet, il avait prévu une rampe pour les fauteuils roulants et un bain avec séchoir pour que les handicapés puissent baigner leurs animaux. Pour lui, le couple homme-animal semblait naturellement indissociable. Je lui parlai donc de mon idée encore confuse de thérapie facilitée par l'animal. Il fut tout de suite séduit, mais dans un premier temps il en resta au côté récréatif et apaisant de la présence d'une volière ou d'un aquarium dans les maisons de retraite ou les hôpitaux.

Mon ambition était tout autre, je voulais aller plus loin, intervenir auprès des malades mentaux et des handicapés physiques. Mon action au sein du Carrefour-des-Animaux, dans le cadre d'une clinique vétérinaire, se limitait à l'étude « des effets thérapeutiques de la présence des petits animaux auprès des personnes âgées ou handicapées physiquement ou mentalement[1] », mais ne cessait pourtant de croître. Je décidai

---

1. Extrait du communiqué de presse diffusé le 4/11/1983 à Montréal lors de l'ouverture de la clinique vétérinaire du Carrefour.

de pousser plus loin l'expérience, car je n'avais pas renoncé au but que je m'étais fixé.

Les circonstances de la vie me furent favorables et je rencontrai Anne Salomon, professeur à l'université de Montréal, qui se passionnait pour ce sujet et avait déjà fait des recherches avec des hamsters comme animaux d'accompagnement. Elle avait en plus dans ses cours une étudiante, Ghislaine Paquette, qui désirait approfondir cette thérapie appliquée aux enfants autistes. Stimulée par ce renfort bienvenu, j'en appelai alors à un excellent ami, le Dr Jacques Mackay, directeur d'un établissement psychiatrique pour enfants, l'hôpital Rivière-des-Prairies [1], qui avait soutenu activement la création du Carrefour-des-Animaux et qui se trouvait à nos côtés le jour de la réception d'ouverture. Sa présence n'était pas passée inaperçue. À une journaliste qui lui demandait la raison de cette marque d'intérêt, il fit cette réponse :

« Comme directeur d'hôpital et comme psychiatre, je suis particulièrement sensible au fait que nous n'avons pas encore exploité suffisamment cette ressource thérapeutique très importante que peut constituer l'animal familier dans le vécu quotidien de l'enfant, lorsque celui-ci présente des difficultés relationnelles, de l'insécurité, des difficultés de communication ainsi que différents problèmes d'ordre affectif. [...] Nos psychothérapeutes n'ont pas été particulièrement sensibilisés à la possibilité, indubitablement très riche, de faire usage de la présence d'un animal, particulièrement d'un chien adéquatement dressé, lors d'entrevues psychothérapeutiques auprès d'enfants, notamment s'ils éprouvent des difficultés majeures dans leur mode d'expression et leur capacité relationnelle [2]. »

Quand j'expliquai mes projets au Dr Mackay, il m'écouta attentivement, captivé, et me dit que, rassuré par la caution

---

1. Rivière-des-Prairies est spécialisé dans les traitements des troubles affectifs et mentaux des enfants en service ambulatoire, en centre de jour et en milieu hospitalier.

2. *Informa*, octobre-décembre 1983, extrait d'un article de Nicole TIFFET.

de l'université, il acceptait que nous agissions, dans le cadre d'une recherche scientifique, auprès des jeunes handicapés mentaux dont il avait la charge. Il nomma un médecin de son équipe, le Dr Dakassian, responsable du programme, alors qu'Anne Salomon assumait le même rôle pour l'université.

Je dois dire qu'à cette époque, après être restée longtemps sans chien, j'avais retrouvé un bouvier. Je l'avais éduqué dans la perspective qu'il serait un jour mon « collaborateur », en plus d'être au quotidien un compagnon affectueux et réconfortant. Ce jour était arrivé et c'est ensemble, accompagnés de Ghislaine, que nous franchîmes le seuil de Rivière-des-Prairies.

L'étude que nous nous apprêtions à entreprendre devait permettre de mesurer l'évolution du comportement de trois jeunes autistes mis en présence de Piff, mon bouvier des Flandres, de l'étudiante en maîtrise de psychologie de l'éducation et de moi-même, la zoothérapeute. La cure devait durer quinze semaines, à raison de trente minutes hebdomadaires.

Avant chaque entrevue nous décidions avec médecins, thérapeutes, universitaires, de l'attitude à adopter pour rester dans le droit fil de la recherche scientifique, et pour atteindre les buts qu'avait fixés Mme Salomon :

- Vérifier s'il existe effectivement une évolution des modalités de communication verbale et non verbale chez les enfants mis en présence de l'animal.
- Examiner si les modifications dans les modalités de communications peuvent être mises en relation avec une meilleure adaptation au centre de jour.
- Vérifier si l'évolution des modalités de communication verbale et non verbale s'accompagne d'une plus grande proximité avec les êtres vivants.

La salle de jeux dans laquelle se déroulait l'activité zoothérapeutique avait été aménagée pour que Céline, l'opératrice de prise de vues, pût évoluer à l'aise, sans risque de perturber les enfants. Quant à ma présence, elle était surtout indispensable à mon chien, qui n'agit qu'en référence à sa maîtresse. Vis-à-vis des enfants, il me fallait rester neutre pour ne pas infléchir leur comportement. Ghislaine, pour la même raison, devait adopter une attitude strictement objective.

Si, en apparence, nous étions les seuls témoins de ce qui se jouait entre Piff et les enfants, en réalité, groupés derrière une glace sans tain, des observateurs, issus du corps médical et de l'université, assistaient aux séances, à chaque fois plus nombreux.

Les conclusions de cette recherche scientifique ont influé positivement sur la vie des jeunes malades, puisque Rivière-des-Prairies a ouvert, cette même année, hors de l'hôpital, une résidence pour adolescents autistes. Autour de cinq éducateurs tenant le rôle de parents, cinq jeunes gens sont venus vivre là, comme à la maison. Un chien, Bee, soigneusement choisi pour la douceur de son caractère et sa patience, éduqué comme un chien de zoothérapie doit l'être, achevait de donner au foyer une ambiance familiale. À ce propos, le Dr Mackay a pu écrire ces lignes : « Cette familiarité permet des liens plus quotidiens et plus naturels avec l'animal et on a observé chez des enfants autistes d'intéressantes modifications dans leur comportement. Ainsi ils accepteront, comme par une sorte de déplacement positif, de transposer leur contact avec l'animal en de meilleurs contacts avec l'adulte. Ils soutiendront mieux le contact visuel. [...] La mise sur pied d'un tel projet exige la collaboration unanime de tous les employés œuvrant dans une unité de soins, ainsi que l'accord des parents et l'absence de cas d'allergie dans le groupe, autant de conditions qui posent des limites aux réalisations de ce type. »

La vie à la résidence a été filmée pour témoigner du mieux-être que l'on peut apporter aux enfants autistes en les faisant vivre dans un contexte normalisant.

Nadine[1] a 14 ans. Elle avait 3 ans quand des spécialistes ont fait le diagnostic de l'autisme. Le Dr Dakassian, pédopsychiatre en charge de ce projet, commente cette maladie : « On a pensé que l'autisme venait des parents qui ne s'approchaient

1. Les prénoms des patients cités dans cet ouvrage sont tous fictifs.

pas de leur enfant, qui ne le prenaient pas dans leurs bras, etc. ; on se rend de plus en plus compte que ce n'est pas du tout le cas. Si les parents n'arrivent pas à s'approcher de l'enfant, c'est que l'enfant ne se laisse pas approcher. » L'autiste cherche à fuir tout contact humain. On voit Nadine tenir à distance son éducateur en se réfugiant dans les angles de sa chambre et en protestant bruyamment.

Les jours à la résidence se déroulent au rythme classique et normal d'une vie de famille. Les enfants sont incités à développer leur autonomie. Thérèse Aubé, éducatrice, explique : « À l'hôpital tout arrive tout fait, la nourriture, par exemple, est apportée sur un plateau. Ici les enfants participent à la préparation des mets, mettent la table, font la vaisselle, ont un contact avec ces choses qui font la vie... »

La maladresse de ces adolescents n'est pas telle qu'ils ne puissent réaliser certaines tâches, sous le contrôle des éducateurs bien sûr, et leur habileté s'accroît par une pratique quotidienne. Ils vont même à l'école, une école très spéciale, où un professeur leur dispense un enseignement pratique, comme celui de la valeur de l'argent, dans l'espoir que ces jeunes pourront un jour s'intégrer dans la société. Les activités de plein air, auxquelles participe activement le bon chien Bee, cherchent à faire naître la confiance en soi, l'initiative et même l'audace : marcher sur une poutre, franchir des obstacles, promener le chien en laisse. Et Nadine ne manque pas de rechigner, tout comme Sébastien et ses autres compagnons.

— C'est trop haut, dit-elle à chaque pas de l'escalade qu'elle doit accomplir.

— Mais non, répond le moniteur, qui reste près d'elle, tu vas y arriver.

Et elle y arrive en effet. Quand vient le soir, Nadine et ses amis ont vécu une journée semblable à celle des enfants de leur âge, remplie d'occupations, de jeux, de responsabilités adaptées à leurs personnalités. Ils ont bénéficié d'une vie communautaire rassurante, ponctuée de brefs gestes de tendresse accordés à Bee, en remerciement de son attention bienveillante et constante.

« Dans n'importe quelle maison la présence d'un animal est toujours souhaitable pour les enfants qui grandissent, commente le Dr Dakassian. »

À l'hôpital Rivière-des-Prairies, depuis 1992, une des infirmières, zoothérapeute, vient avec son chow-chow, Coquin. « L'animal fait partie de la vie de l'unité de soins, écrit le Dr Mackay. Il réveille les patients pour le lever, les surveille lors des promenades, qui deviennent plus agréables du seul fait que l'on promène Coquin. Il est même arrivé que Coquin nous avertisse qu'un patient allait avoir une crise d'épilepsie : son comportement changeait, attirant notre attention, Coquin ne voulait plus quitter le patient en question.

« Parallèlement à l'expérience de Coquin, poursuit le Dr Mackay, nous avons procédé, à l'hôpital, à la création d'un module de thérapie assistée par l'animal, terme souvent utilisé dans notre milieu, même s'il me paraît moins intéressant que celui de zoothérapie. L'organisation du module s'est faite autour de petits animaux vivant en permanence dans un local spécialement aménagé, où du personnel spécialiste de la santé et du comportement animaux en assure le soin. Des chiens dûment sélectionnés pour leurs qualités y viennent lorsque leur maître travaille et que la présence de l'animal est souhaitée. Cette nouvelle approche permet, nous semble-t-il, de mieux répondre aux besoins de nos patients. Le travail d'entretien, le soin des animaux sont par ailleurs assurés par les patients eux-mêmes, qui en sont ainsi valorisés. Leur plaisir est également leur récompense, et il nous paraît indubitable que la stimulation d'un rapport affectif avec l'animal est l'objet d'un déplacement heureux sur les personnes. Nous considérons comme non négligeable pour ces enfants le fait de s'occuper eux-mêmes des animaux ; cela représente pour plusieurs d'entre eux une responsabilisation d'un genre particulier et tout à fait significatif.

« Il convient de souligner ici que Mme Caroline Bouchard a joué un rôle décisif dans l'engagement systématique de l'hôpital dans le champ de la zoothérapie. »

Depuis 1989 en effet, année de la recherche expérimentale, Rivière-des-Prairies s'est de plus en plus engagé sur ce chemin, allant même jusqu'à s'imposer en organisateur d'un symposium annuel, sur la thérapie assistée par l'animal, qui se déroule dans ses murs depuis sa création, c'est-à-dire en 1992.

« Il reste encore beaucoup à faire, conclut le Dr Mackay, car, à ma connaissance, peu d'hôpitaux au Québec ou au Canada peuvent se vanter d'avoir une telle expérience dans ce domaine. Nous recevons maintenant des stagiaires de toutes disciplines des sciences humaines ou sociales intéressés par le sujet, et nous entendons être à la pointe des différents modes d'intervention en zoothérapie. »

DES ANIMAUX DANS UNE MAISON DE RETRAITE

La présence de Marc Lalonde, ministre des Finances du parti libéral au pouvoir à ce moment là, avait auréolé l'inauguration du Carrefour-des-Animaux d'un certain prestige. Et les médias n'avaient pas hésité à parler de l'événement.

Une des premières retombées de cette généreuse couverture médiatique fut le coup de téléphone que je reçus, un jour de janvier 1984. M. Morin demandait notre aide, au Dr Vaillancourt et à moi-même, pour implanter des volières dans la maison de retraite où il demeurait. Bien que pensionnaire à la résidence Robert-Cliche depuis plusieurs années, centre réservé aux personnes âgées, M. Morin n'en était pas moins un homme vif, alerte et plein d'initiative. Ayant conçu le désir d'agrémenter sa vie et celle de ses compagnons grâce aux oiseaux et aussi aux poissons rouges, il avait su avec habileté présenter son projet et le faire accepter par la direction. Il souhaitait donc que le vétérinaire procède au choix de volatiles sains et robustes, sans risque de psittacose ou d'autres maladies transmissibles à l'homme. Précaution indispensable à la santé de tous. Le projet fut rapidement réalisé.

L'initiative était d'autant plus intéressante qu'elle venait d'un résident, et elle déclencha l'enthousiasme de la maison de retraite toute entière. La presse ne manqua pas de s'en faire l'écho et, lors d'une interview télévisée, M. Morin raconta comment l'idée lui en était venue :

« On nous parlait souvent des bénévoles qui prenaient des cours pour nous aider à accepter la mort et la rendre plus humaine. C'est beau d'accepter la mort, me suis-je dit, mais pourquoi ne pas d'abord accepter la vie, pourquoi ne pas répandre la joie maintenant ? Et j'ai pensé aux oiseaux, parce que les oiseaux apportent beaucoup de gaieté. Pour l'instant, nous nous en tenons aux canaris et aussi aux poissons rouges. C'est vrai que regarder les poissons évoluer dans un aquarium calme l'esprit, même celui des moins lucides, et moralement ça fait du bien à tout le monde. »

Dans cette interview, il racontait également comment une femme très âgée, que chacun pensait à jamais silencieuse, s'était remise à parler, l'espace d'un instant, pour évoquer son canari. C'était un souvenir vieux de vingt ans, qui avait surgi comme un trait de lumière dans un esprit obscurci par l'âge et le désintérêt. M. Morin citait aussi le cas d'une autre pensionnaire au cerveau confus, qui avait soudain fait preuve de jugeote en allant chercher du secours pour délivrer un oiseau coincé par le bec dans le grillage de la cage. Autant de réactions inattendues et heureuses qui animaient un quotidien trop facilement monotone.

Encouragée par cet homme, dont j'appréciais fort l'entrain et le dynamisme, je décidai d'amplifier le phénomène de stimulation en venant une fois par semaine distraire les pensionnaires de la résidence avec mes chiens. Il ne s'agissait pas encore de zoothérapie mais plutôt de récréation. Le succès fut réel.

Ces innovations avaient eu une influence bénéfique sur l'ambiance, à tous les étages de l'institution. Les médecins, le personnel soignant et moi-même avons pu nettement l'observer. Heureux changements dus, à l'évidence, à une amélioration de la communication entre les résidents, résultat d'une diminution de leur introversion, de leur isolement et de leur retrait de toute vie sociale.

C'est pendant cette période que je déménageai pour exercer ma profession, chez moi tout d'abord, avant de trouver des locaux mieux adaptés à mon activité. Celle-ci, en effet, prenant une ampleur souhaitée, certes, mais non prévisible à ses débuts, n'était plus pratiquable dans les limites de la clinique vétérinaire. L'Institut canadien de zoothérapie vit donc le jour en novembre 1983.

Chaque journée apportait son lot de visiteurs, de demandes de thérapies et de renseignements. Une question revenait souvent, de la part de mères soucieuses de voir leurs garçons ou leurs filles sainement occupés le samedi, jour sans école au Canada : « Avez-vous prévu un programme récréatif pour les enfants ? » me demandaient-elles. Je me sentais désolée d'avoir à leur répondre que ce n'était pas vraiment le rôle de l'institut tel que je le concevais. Cependant il me vint une idée : est-ce que de tout temps aïeuls et petits-enfants n'ont pas entretenu des relations privilégiées ? Alors parfois, le samedi après-midi, j'emmenais avec moi deux enfants, pas plus, qui se joignaient aux personnes âgées de la résidence Robert-Cliche. Leurs relations se nouaient en général autour d'un centre d'intérêt commun : les animaux.

Même si le but de ces rencontres restait récréatif, je n'en restais pas moins zoothérapeute et je prenais soin d'infléchir avec doigté le sens des conversations, pour que chacun trouve le moyen d'exprimer ce qui lui tenait à cœur, que ce soit regrets ou joies. La présence des enfants permettait aux anciens de laisser déborder leur trop-plein de tendresse accumulée, ce que facilitaient également les gestes câlins suscités par les chiens.

Le projet d'origine, dit pilote à son début, conçu par M. Morin, trouva dans le bonheur avoué des pensionnaires une raison d'être et de durer.

LA ZOOTHÉRAPIE, UNE DISCIPLINE MULTIDISCIPLINAIRE

Très rapidement, j'avais trouvé le lieu idéal à mon activité et l'Institut canadien de zoothérapie avait pu accrocher sa plaque au 4507, côte des Neiges.

Joël fut le premier enfant qui vint en thérapie à ma nouvelle adresse. Pendant six ans j'allais vivre ici l'aventure de ma vie : la zoothérapie, telle que je la concevais, telle que je la voulais, telle que je la veux toujours, multidisciplinaire.

Ce fut la maman de ce petit garçon de 7 ans qui prit contact avec moi. Elle vint me parler de son fils et me rapporta fidèlement le diagnostic des spécialistes. Comme je le faisais déjà et comme je le fais encore, je demandai à rencontrer son médecin ou son thérapeute. Car la zoothérapie ne peut s'exercer qu'en relation étroite avec la personne du corps médical qui soigne le patient. C'est ensemble que nous jugeons si la maladie, ou le handicap, peuvent être améliorés par une thérapie assistée par l'animal. C'est de connivence également que nous établissons les objectifs à atteindre, que nous choisissons le lieu, la fréquence et la durée du traitement et que nous tenons à jour les minutes des séances.

En ce qui me concerne, je demandais à chaque fois la permission d'enregistrer les rencontres en vidéo. Celle-ci m'était toujours accordée, et j'ai pu réunir quelques milliers d'heures d'enregistrement de séances de rééducation par la zoothérapie. (Tous les exemples canadiens qui sont décrits dans ce chapitre existent en version filmée.) Voyons le cas de Joël.

La première fois que je rencontrai Joël, ce fut dans le bureau de sa psychologue. Celle-ci m'avait au préalable averti de l'état de l'enfant : il souffrait principalement, m'avait-elle précisé, de troubles du comportement. Opéré deux fois pour des problèmes auditifs, il montrait des difficultés d'adaptation, à l'école en particulier. S'intégrant mal à son groupe, il avait tendance à s'isoler. En revanche, il n'éprouvait aucun problème dans ses relations avec les adultes. Au sport, qui le laissait indifférent parce qu'il se croyait inapte, il préférait les jeux intellectuels. Après une entrevue entre la psychologue et moi-même, à laquelle nous avions convié l'enfant, nous décidâmes de tenter l'aventure de la zoothérapie.

Les objectifs à atteindre furent fixés, d'un commun accord, en quatre points :

- Ouverture aux autres, pour une meilleure socialisation.
- Revalorisation des capacités physiques.
- Développement de la dextérité.
- Stimulation du contact physique.

Bien qu'étant, par leur démarche, à l'origine de cette décision, les parents affichaient une vive inquiétude à voir leur fils en contact avec des animaux, car ils le disaient sensible aux allergies.

Lors de la première séance, Joël prit donc prétexte de sa fragilité pour éviter de toucher le chien. Cette attitude dura peu de temps. Dès la deuxième rencontre, il oublia son appréhension, se laissant aller à l'envie de jouer avec Click. Si les premières caresses furent à peine ébauchées, n'engageant que le bout des doigts, elles devinrent vite, au fil des jours, franches et sans retenue. Bizarrement, aucun signe d'allergie ne se manifesta. Les pansements que l'enfant portait sur le nez pour éviter qu'il ne s'écorche disparurent pour ne plus revenir.

— Tu n'as plus de rhume, lui demandai-je ?

— Et plus de bobo, répondit-il.

Au début, Joël apparut comme un enfant gauche, qui se déplaçait maladroitement, qui lançait la balle avec lenteur et sans viser. Mais Click était là, qui patiemment la lui rapportait, alors il recommençait avec la main droite puis avec la main gauche. Il apprit à attacher la laisse au collier du chien, ce qui n'était pas un exercice facile, car il demandait une manipulation précise ayant pour but d'améliorer sa dextérité. Certes, il lui fallait quelques instants de concentration anxieuse avant que l'anneau s'engage dans le mousqueton, mais il finissait toujours par y arriver. Par ailleurs, en promenant le chien par tous les temps, il prit de l'assurance, de la force aussi. De sa peur, il n'était plus question, aussi nous décidâmes de le confronter à Flika. Le bouvier des Flandres était autrement plus imposant que le schnauzer Click.

Même si cette décision avait fait l'objet de profondes réflexions, j'éprouvais tout autant que la psychologue une certaine inquiétude quant à la réaction de notre petit protégé. En définitive, nous lui avons dit qu'une surprise l'attendait avant d'ouvrir la porte derrière laquelle se trouvait le bouvier : l'enfant n'eut pas le moindre mouvement de recul, ce fut au contraire une grande amitié qui naquit spontanément entre Flika et Joël. Il jouait maintenant à la balle avec les deux chiens, ce qui nous permit d'accentuer le rythme du jeu.

Joël nous fit alors remarquer : « Je ne sais pas jouer à la balle, je ne suis pas bon en sport. » Mais il se démenait, courait à droite, revenait à gauche, lançait de nouveau la balle, dans un mouvement incessant. Au fil du temps, on le voyait devenir plus habile, son corps se déliait, ses gestes prenaient de la précision et il chantait. La vidéo en fait foi.

À son retour d'un camp de vacances d'hiver, il nous annonça fièrement qu'il avait gagné une course. En récompense de cette première place, il reçut un trophée dont il nous parla longuement et avec enthousiasme. Nous le sentions content de lui.

Il apprit peu à peu à donner des ordres aux chiens, qui désormais lui obéissaient. Il les brossait et les peignait avec beaucoup d'habileté et il prenait de plus en plus confiance en lui. Son visage traduisait ses changements intérieurs, ses traits se modelaient et s'affirmaient.

Un jour d'été ses parents lui offrirent deux tortues. Il nous en fit part joyeusement, tout en nous faisant remarquer qu'elles avançaient lentement : « Je les ai appelées Lente et Ment ! » ajouta-t-il avec une satisfaction malicieuse.

Tout au long de ces séances, ses gestes furent doux avec les chiens, puis franchement caressants, et Flika démontra avec constance une grande attirance pour l'enfant.

Joël ayant un jour manifesté le désir de visiter la clinique vétérinaire, le Dr Vaillancourt l'accueillit dans son établissement et lui servit de guide. Un petit chien malade et esseulé, couché dans son panier, l'émut. Il le dorlota, y revint sans cesse, posant beaucoup de questions à son sujet.

Un jour, il me fit une démonstration de karaté, car, depuis quelque temps, sa mère l'avait inscrit à un club sportif dans cette discipline. « Avant, dit-il, je n'étais pas bon en sport, maintenant je le suis. » Au cours de la démonstration, emporté par son excitation, il me donna un léger coup de pied. Aussitôt,

Click et Flika aboyèrent. Tel est le rôle du chien de zoothérapie.

— Tu vois, lui dis-je, quand on bouscule leur maîtresse ou leurs amis, Click et Flika se fâchent.

Aussitôt, il prit Click dans ses bras pour le cajoler et caressa Flika. Les aboiements des deux chiens eurent plus d'effet sur lui qu'un long discours.

À la veille des vacances d'été Joël était un enfant transformé, tout autre que celui qui, six mois plus tôt, avait franchi le seuil de l'institut.

Les enregistrements constituent un outil de travail qui permet l'étude approfondie de chaque séance et surtout des moments clés, vécus dans la spontanéité et avec réflexe professionnel.

La psychologue de Joël, qui vivait sa première expérience de zoothérapie, s'est attachée à voir et à revoir chaque séquence et à redéfinir le lien qui existe entre les activités pratiquées et les progrès réalisés par l'enfant. Elle les a exprimés ainsi :

- Un développement du sens des responsabilités que procure le fait de conduire les chiens en laisse.
- Une réelle ouverture aux autres acquise à travers les relations avec les animaux.
- Un accroissement de la confiance en soi qu'apporte souvent le dressage des chiens : donner des ordres auxquels ils répondent.
- L'acquisition de l'habileté manuelle, grâce au jeu de balle, au brossage et autres soins.

L'enfant a su transposer très efficacement tous ces apprentissages dans ses activités quotidiennes et ses relations sociales.

L'HISTOIRE DU CHIEN CLICK

Un enfant parmi d'autres devait aussi marquer ma vie de zoothérapeute. Il s'agit d'Arthur, infirme moteur cérébral. La zoothérapie offrait à ses parents, à bout d'espérance, une voie encore inexplorée, présentant l'avantage de constituer un stimulant du corps et de l'esprit dans un contexte ludique où l'enfant aurait du plaisir avant tout.

Sa maman, ayant entendu parler de zoothérapie lors d'une de nos campagnes de sensibilisation, vint un jour me trouver à mon bureau pour m'exposer le cas de son petit garçon. Convaincue, après notre conversation, que l'influence de Click pouvait aider son fils, elle entreprit de faire partager son point de vue à Monique Germain, l'ergothérapeute de l'enfant à La Maisonnée-la-Laurendière, centre de jour pour jeunes handicapés. Cette praticienne, à ce moment là, traversant une crise de découragement devant le peu de progrès de son petit patient, accepta aussitôt de saisir ce nouvel espoir.

Nous décidâmes ensemble des objectifs à atteindre :

- Favoriser le développement tactile.
- Stimuler l'attention oculaire et auditive.
- Obtenir la position debout avec transfert de poids (légers déplacements vers l'avant, l'arrière, les côtés...).

Arthur était un jeune enfant de 4 ans, à l'aspect poupon, qui ne faisait pas son âge. À 15 mois, les médecins avaient diagnostiqué une atrophie du tronc cérébral, le classant parmi les IMC, infirmes moteurs cérébraux. Il présentait une hypotonie généralisée, tant au niveau de la ceinture scapulaire que de la ceinture pelvienne, entraînant un manque de stabilité. Il manifestait également une faiblesse importante des abdominaux, et, quand il bougeait, ses mouvements étaient effectués sans dissociation. En conséquence, l'enfant affectionnait particulièrement la position couchée à terre, sur le dos, qui ne nécessitait aucun effort. Il pouvait rester ainsi de longues heures. Il montrait une grande passivité et un retard évident des fonctions intellectuelles. Même les jouets ne l'attiraient pas vraiment.

Quand il se déplaçait, il le faisait en roulant du ventre sur le dos. En position debout, il lui fallait des appuis extérieurs.

Arthur avait bénéficié, depuis sa naissance, de beaucoup d'attentions et de soins : ergothérapie, rééducation intensive, sessions aquatiques, fréquentation d'un groupe de stimulation précoce, dans un centre de jour, sans grands résultats.

Sa rééducation a été filmée et ce document, parmi d'autres, reflète bien l'aide qu'offre la zoothérapie dans un cas aussi délicat que celui-là.

Le premier jour de la cure, ce fut un petit garçon couché sur le dos que je rencontrai, son ergothérapeute à ses côtés. Il ne sembla pas me remarquer, sa passivité était évidente. Mais le petit schnauzer Click se manifesta et Arthur redressa la tête, bougea les bras. Sa rééducatrice lui fit prendre alors différentes postures : assis, veillant à ce que la position de sa colonne vertébrale fût correcte — les mouvements du chien qui s'agitait doucement autour de lui captaient suffisamment son regard et son attention pour qu'il maintienne son attitude sans se décourager trop rapidement ; à quatre pattes ensuite, tête pendante comme à son habitude, mais Click, à ma demande, se glissa entre ses bras. Arthur leva alors la tête et, chatouillé par le museau du chien, la tint ainsi l'espace de deux secondes, plus longuement qu'il n'avait jamais été possible de l'espérer. La vidéo témoigne de cet instant inoubliable et le regard fugace qui passa entre Monique et moi en dit long sur notre émotion : c'était sans doute la première fois depuis sa naissance que l'enfant plaçait ainsi sa tête dans un axe correct, fugitivement certes, mais tout seul.

Debout, accroché aux montants de la chaise, il sollicitait l'attention du chien assis sur le siège. Entre les barreaux du dossier s'engagea un jeu qui fit oublier à l'enfant qu'il accomplissait une rééducation des plus ardues. Aux séances qui suivirent, Arthur montrait un visage plus éclairé, ses yeux pétillaient et il riait. Peu à peu, il devint plus audacieux. Debout, tout juste soutenu par la main de sa rééducatrice posée à plat sur sa colonne vertébrale, il apprit à lancer la balle à Click, qui docilement la lui rapportait. Même si l'équilibre de l'enfant était fragile, même s'il projetait encore sa tête en arrière, il accomplissait avec constance un effort considérable. Par moments la fatigue se faisait sentir et il s'appuyait alors sur un meuble bas, laissant pendre sa petite tête, mais le chien était là, qui caracolait et qui, grâce à la clochette accrochée à son collier, manifestait sa présence avec insistance. Arthur, comme n'importe quel autre enfant de son âge l'aurait souhaité aussi, voulait profiter de ce jeu jusqu'au bout, alors il se redressait et poursuivait son dialogue avec Click. Car dialogue il y avait, et ce n'était pas la moindre des satisfactions que de l'entendre babiller, émettre autre chose que les seuls borborygmes dont il était capable jusqu'à présent. Si au début rien ne semblait pouvoir le tirer de son apathie générale, on pouvait le voir, de séance en séance, ébaucher des gestes et réagir comme tout autre enfant face à un compagnon aussi caressant et drôle que l'était Click.

La dernière image de la vidéo nous montre Arthur marchant avec son déambulateur en promenant le chien en laisse.

Monique Germain, interviewée par la télévision canadienne, fera l'analyse suivante de l'expérience vécue avec son jeune patient : « Ce qu'il y a d'intéressant dans la zoothérapie, c'est qu'elle représente une approche normalisante. Qu'un enfant ait un petit animal, rien n'est plus courant, ce n'est pas propre à l'enfant handicapé. On le met debout face au chien, et il joue sans s'apercevoir qu'en réalité il est en train d'accomplir ses exercices quotidiens. Sur le plan du langage, il faut remarquer les progrès, fous que l'on peut obtenir : l'enfant est porté à parler, à émettre des sons, parce que le chien étant un être vivant, il sent bien que babiller est le meilleur moyen de créer une communication avec l'animal.

Pour Arthur, il y a eu de réels progrès, que l'on ne peut pas cependant attribuer uniquement à la zoothérapie : ils font partie d'un ensemble de soins, mais on peut dire de façon assez certaine que l'intervention du petit chien a une grande importance. »

Au cours de la même interview, la mère d'Arthur exprima sa satisfaction et ajouta : « En tant que parent, j'étais désemparée et prête à tout essayer. Je ne regrette pas d'avoir tenté l'expérience de la zoothérapie. »

L'exemple d'Arthur a ensuite décidé la direction de La Maisonnée-la-Laurendière à offrir aux autres enfants le secours de la zoothérapie.

UNE AIDE À LA RÉÉDUCATION

Le domaine de la rééducation est vaste. Les accidents, les séquelles postopératoires, les maladies neurologiques représentent autant de causes qui peuvent déboucher sur un traumatisme physique ou même psychique.

Confronté à des cas difficiles de ce type, le directeur de l'hôpital juif de réadaptation de Laval, le Dr Coopersmith, décida un jour de faire intervenir la zoothérapie dans son établissement. Il demanda alors à une de ses collaboratrices ergothérapeute, Jacinthe Deshaies, de prendre en charge le projet. Ce qu'elle accepta de bonne grâce.

Elle prit aussitôt contact avec moi, et nous conçûmes ensemble un programme adapté à chacun des six résidents qui allaient bénéficier de cette nouvelle approche thérapeutique. Atteints d'arthrite, de sclérose en plaques, de traumatisme crânien et de maladie de Parkinson, ils représentaient des cas très difficiles, auxquels nous espérions apporter une aide à la fois physique et psychologique, parce que la présence de l'animal humanise la rééducation. C'est une chose de lancer des petits sacs de sable dans une boîte, c'en est une autre de lancer une balle à un petit chien vif et joyeux qui la rapporte, qui attend un merci sous forme de caresse ou même de biscuit. Et pourtant le geste est identique, mais la motivation est différente. Par ailleurs, les séances de zoothérapie donnent un sens nouveau à la rééducation classique indispensable. Les exercices avec des petits sacs de sable — ou tout autre exercice — sont ensuite pratiqués avec plus d'entrain parce qu'ils s'inscrivent dans un contexte revitalisé.

Mme Beauregard est un exemple flagrant de cette capacité qu'offre l'animal, en tant que médiateur, de bousculer les blocages, les peurs, et de gommer la notion d'effort.

Cette dame d'une soixantaine d'années souffrait d'arthrite et d'hydrocéphalie. Dès le début de sa cure de six semaines, à raison de deux séances par semaine, elle atteignit des performances que jamais Jacinthe Deshaies n'avait pu obtenir.

L'action de l'ergothérapeute, attentive, corrigeant chaque posture, est d'une grande importance, on peut le constater en visionnant le film.

Les exercices que nous proposions à cette dame étaient simples et la spontanéité n'en était pas exclue. Seule comptait la façon dont les gestes étaient effectués. Quand Mme Beauregard, assise sur sa chaise, voyait arriver Click et que, tout naturellement, elle se penchait pour le caresser, Jacinthe intervenait, lui demandant d'écarter les pieds, de les poser à terre, bien à plat, en symétrie. Ainsi son mouvement s'accomplissait dans l'axe de ses articulations et la caresse qui flattait le chien était en même temps salutaire à la patiente.

À cause de son handicap, cette patiente redoutait la station debout, car elle éprouvait une instabilité qui la rendait craintive et apeurée. Nous nous sommes donc attachées à faire renaître la confiance. C'est en lui demandant de procéder à la toilette du chien que nous avons déclenché le processus. Avec enthousiasme, Mme Beauregard accepta de brosser, de peigner Click. Celui-ci, posé sur une table dressée à bonne hauteur, derrière laquelle la malade se tenait debout, se laissait faire docilement. Elle officia donc joyeusement sans éprouver la moindre fatigue, en oubliant sa peur, pendant vingt minutes. Quand elle eut terminé, elle fut étonnée de sa performance et il fallut lui repasser la cassette, qu'elle minuta soigneusement, pour la convaincre. C'est ainsi qu'elle reprit espoir en reprenant confiance. Ce qu'elle avait accompli sans s'en rendre compte, ne pouvait-elle pas aussi le réaliser volontairement ? En référence à ces instants, l'ergothérapeute put, par la suite, exiger d'elle un effort plus soutenu et plus efficace.

L'animal, par sa présence affective et stimulante, s'impose aux côtés des thérapeutes comme un participant actif et réceptif. Il est souvent exigeant dans ses jeux, et le patient répond à ses demandes instinctivement, il se laisse ainsi aller à oublier son mal ou son handicap et parfois même à se dépasser.

L'influence bénéfique de Click avait tant émerveillé le fils de Mme Beauregard qu'il lui offrit un petit chien pour fêter son retour à la maison, c'est-à-dire chez lui. Ce détail a son importance, car si cette dame avait vécu seule, le chien n'aurait pas été le compagnon convenable.

Ainsi M. Cohen, qui bénéficia du même programme de zoothérapie à l'hôpital de réadaptation, se choisit-il un chat quand il retourna vivre chez lui. Son option était sage et adaptée à son mode de vie solitaire et à son état physique.

M. Cohen était âgé de 72 ans, et atteint de postlaminectomie décompressive, c'est-à-dire qu'il ne pouvait se déplacer, ni se tenir debout, sans une étroite surveillance. C'est dans son fauteuil roulant qu'il accueillit le schnauzer.

Il était prévu que cette rééducation eût une double fonction : lui permettre de conforter la station debout et lui redonner de la force dans les bras pour qu'il pût actionner son fauteuil.

Dans les deux cas, la stimulation apportée par le chien fut déterminante, soit que, tenu en laisse, il entraînât le patient à marcher à petits pas tout en lui tenant compagnie, soit que, le tirant dans son fauteuil roulant, il l'aidât à trouver, dans le mouvement, le bon geste des bras et des mains qui ferait se mouvoir les roues. Pour le moral aussi la présence de Click était salutaire : « Quand Click est là, je me sens de nouveau un homme », dira M. Cohen.

LE CHIEN DOIT SAVOIR S'ADAPTER

Ces exemples sont significatifs de l'énorme ressource que représente la zoothérapie dans de nombreux domaines. Cependant, il ne faudrait pas croire que tout chien qui sait rapporter une balle peut être utilisé à des fins zoothérapeutiques. Des animaux comme Click, Flika ou Totoche ont été, dès leur plus jeune âge, élevés pour leur rôle. En effet, un animal quel qu'il soit n'atteint pas une envergure de cothérapeute sans avoir bénéficié d'attentions particulières.

L'entraînement du chien demande beaucoup de patience, beaucoup d'amour. D'ailleurs, je ne suis pas sûre que le mot « entraînement » soit le mot juste. Je préfère parler de partage de vie, car je prends mon chien très jeune, je l'habitue à être caressé, brossé à tous moments de la journée et je l'emmène avec moi partout, en faisant en sorte qu'il se sente en sécurité dans toutes les situations simplement parce que je suis là. Certes, le dressage de base est celui que tout chien peut recevoir : Assis ! Couché ! Debout ! Au pied ! Calme ! Va chercher ! etc. Le reste est de ma part une question d'intuition. Il se crée au quotidien une relation de confiance réciproque et, j'ose dire, absolue. Cela est nécessaire, car l'effort demandé à l'animal est immense. Il doit savoir répondre aux ordres immédiatement et ne jamais se laisser impressionner par un environnement qui, parfois, n'est pas rassurant.

Le cas de Louis est, dans ce sens, un bon exemple de l'adaptabilité d'un chien de zoothérapeute. Les cris que poussait ce jeune homme, ses mouvements désordonnés, ses trépignements auraient pu déclencher de la part d'un chien non éduqué des réactions agressives. Heureusement, il n'en fut rien. Click et Flika furent les parfaits cothérapeutes de cette rééducation difficile, pendant laquelle, pour la première fois, j'exposai un court instant Totoche, le plus jeune des trois chiens, à une ambiance un peu tumultueuse, au début de la cure surtout.

Avant de m'engager dans cette thérapie, j'allai visiter Louis au centre Le Renfort, où il était pensionnaire, de manière à le voir vivre et à juger si son état pouvait être amélioré grâce à l'influence de l'animal. Avec Paul, son éducateur, nous arrivâmes à une conclusion positive. Et c'est ensemble que nous décidâmes du programme des objectifs à atteindre, en quatre points, à raison de deux séances hebdomadaires d'une heure, pendant quatre semaines :

- Augmenter la confiance en soi et en autrui.
- Favoriser les réactions émotionnelles équilibrées.

- Faire naître le sens des responsabilités.
- Diminuer la fréquence des comportements agressifs ou inappropriés.

Louis avait 17 ans quand il fut admis au centre d'accueil Le Renfort. Fils aîné de parents commerçants fort peu disponibles, il avait un frère de 15 ans et une sœur de 11 ans. Son comportement hyperkinétique (toujours en mouvement) décourageait son entourage. Son cas était sévère, les spécialistes avaient en effet diagnostiqué une « encéphalopathie avec épilepsie ». Louis posait de délicats problèmes à son éducateur : en permanence il refusait les ordres, il était agressif avec ses camarades et les adultes qui l'entouraient, non seulement verbalement mais parfois même physiquement ; il jurait, il crachait et semblait toujours prêt à en découdre avec un ennemi imaginaire. Cette turbulence incessante rendait la vie quotidienne difficilement supportable et elle poussa l'équipe soignante à recourir à la zoothérapie.

Pour les séances, Louis se déplaçait avec son éducateur. Ensemble, ils venaient en voiture à l'Institut canadien de zoothérapie, où je les accueillais avec Piff et Click. La première difficulté était (au début surtout) de faire descendre Louis du véhicule. Il s'y refusa d'abord obstinément et se décida enfin quand j'ouvris la portière et lui présentai les chiens. Sans résistance il franchit le seuil de l'institut. Après avoir fait le tour de la salle, non sans avoir remarqué le moulage d'un petit chien semblable à Click, il tint à démontrer que, lui, il était un lion. Dressant ses mains en forme de griffe près de son visage, poussant des grognements profonds, ce grand garçon, bien bâti, à la chevelure léonine et à la barbe en désordre était, il fallait bien l'admettre, impressionnant dans ses démonstrations de puissance.

La présence des deux chiens, le gros et le petit, était ici justifiée : Piff, le bouvier, constituant une réponse proportionnée à la stature et à la force non maîtrisée du jeune homme, était le partenaire idéal dans toutes les activités exigeant un meilleur contrôle de soi. Click, le schnauzer, beaucoup plus petit, favorisait davantage l'expression émotionnelle et ludique. Le jeu fut, pour Paul, l'occasion de troquer son rôle d'éducateur contre celui d'ami, de complice dans la détente et les rires. Leurs relations s'en trouvèrent définitivement transformées. La fonction d'autorité me revint, par l'intermédiaire de Piff.

L'action conjointe des deux chiens permit également d'apprendre à Louis à mesurer ses gestes et à les ajuster en fonction de la taille et du comportement de l'un et de l'autre. Le bon gros bouvier allait lui offrir l'occasion d'apprivoiser sa peur et d'aménager son agressivité. Le jeune homme dut aussi s'habituer à lui donner des ordres simples et précis, de manière qu'il obéisse sans hésiter. Avec l'aide des intervenants, il s'exerça à conduire les chiens en laisse, à les contrôler et à les retenir s'il était nécessaire.

À chaque séance, un certain temps fut consacré à l'entretien et au brossage des animaux. Temps privilégié de gestes câlins et de caresses. Après chaque exercice, les chiens étaient récompensés et Louis chaleureusement félicité et encouragé.

Les séances de rééducation furent filmées avec, en séquence d'ouverture, une journée comme tant d'autres au Renfort, telle que j'ai pu la vivre lors de mes visites. On y voit Louis jeter sa brosse à dents à la figure de son éducateur, se cogner la tête contre le mur et provoquer des réactions de peur chez les autres enfants, qui s'enfuient dès qu'ils l'aperçoivent.

Le témoignage de l'image permet de mesurer les progrès accomplis au fil des semaines. Certes, le premier contact fut mouvementé, le jeune homme montra son agressivité, poings fermés et rugissant. Mais ensuite, quand ces postures pathologiques revinrent en cours de travail, elles durèrent très peu. La présence des chiens le distrayait de son angoisse, il se détendait rapidement, prenait Click dans ses bras pour le bercer et le reposait délicatement sur le sol. Dès qu'il approchait les chiens, ses gestes devenaient naturellement doux. Je lui montrai alors comment brosser correctement l'animal, insistant doucement sur la nécessité de la toilette, thème délicat pour lui.

Vint un moment où je donnai un ordre sec aux deux chiens : « On se bagarre ! » Piff et Flika se jetèrent aussitôt l'un sur l'autre en grognant, pendant quelques secondes. Ce tumulte contrôlé était destiné à démontrer à Louis combien les accès de rage étaient désagréablement surprenants. À l'étonnement qui se peignit sur son visage quand il vit les deux chiens rouler à terre, accrochés l'un à l'autre, on pouvait penser que le message avait été perçu. Mais il aurait fallu plusieurs manifestations de ce genre pour qu'il soit réellement enregistré.

Seuls des chiens exercés et travaillant en osmose avec un maître en pleine possession de son art peuvent répondre à un ordre tel que celui-là sans créer désordre et confusion. La démonstration avait été très brève, mais ô combien efficace ! Click et Flika obéissaient instantanément au signal de départ et d'arrêt de l'action.

Dès les premières rencontres, les réactions de Louis furent encourageantes. Mais quand il se retrouvait dehors, le jeune homme renouait avec son agressivité, refusait de monter dans la voiture, criait, lançait des coups de pieds. Cependant, on constatait, séance après séance, qu'il coordonnait de mieux en mieux ses gestes, devenait plus habile à lancer les balles, acquérait peu à peu une certaine maîtrise de sa voix. Louis finit par apprendre à donner des ordres cohérents aux animaux et à se faire obéir. À chaque réussite, il s'applaudissait lui-même. Sa satisfaction, évidente, faisait plaisir à voir.

Les arrivées se passaient plus harmonieusement qu'au début, mais les départs donnaient encore lieu aux mêmes crises de violence et de refus. On voyait dans l'instant évoluer les traits de son visage, qui reprenaient alors leur aspect simiesque.

Cette rééducation aura eu un double effet, puisque Paul, devant les progrès réalisés par Louis, décidait d'acquérir son propre bouvier des Flandres. Avec l'accord du directeur, il entreprit de faire bénéficier les autres enfants du centre des bienfaits de l'animal. Je dois dire qu'il avait si bien intégré les différentes phases de la pratique zoothérapeutique que j'adhérai avec joie à cette décision et que je vins même plusieurs fois sur place pour renforcer son apprentissage et l'aider à entrer dans sa nouvelle fonction de zoothérapeute.

EXPÉRIENCES DANS UN ÉTABLISSEMENT PÉDIATRIQUE

Le 14 septembre 1985, je participai au colloque « Zoothérapie, un nouveau mode d'action », qui se tenait à l'université de Montréal. Les personnalités invitées à intervenir portaient des noms prestigieux, parmi eux se trouvait Aaron Katcher, un de ceux qui, sans le savoir, avaient influencé mon destin. C'est assez émue que je pris la parole, essentiellement dans le but de faire connaître les réalisations et les projets de l'Institut canadien de zoothérapie.

Les contacts que je nouai ce jour-là furent importants par leur teneur en sympathie, et, aujourd'hui encore, je n'ai pas oublié que je leur dois une somme énorme d'encouragements.

Dans l'auditoire, un représentant du service d'éducation spécialisée de l'hôpital Marie-Enfant devait, à la fin de la conférence, s'en retourner convaincu que la zoothérapie avait sa place dans cet établissement, qui accueillait des déficients moteur, garçons et filles, jusqu'à l'âge de 18 ans.

J'appris tout cela quatre ans plus tard, en 1989, quand Guy Morin, le chef du service d'éducation spécialisée de l'hôpital, confia à son collaborateur Pierre Dufresne la responsabilité d'étudier un programme de zoothérapie adapté aux objectifs du service. Pierre Dufresne, heureux de voir ses préconisations aboutir, me contacta. Après plusieurs rencontres et des discussions serrées, au cours desquelles il m'exposa la gravité des cas à traiter et leur multiplicité, nous décidâmes d'un projet en cinq sessions, et, ainsi qu'il le dit lui-même, « ce fut le début d'une aventure ».

En plus de nous deux, l'équipe comportait trois autres membres, différents à chaque session : un stagiaire en zoothérapie, un éducateur spécialisé, et le (ou la) responsable de la vidéo. Car toutes les séances furent filmées. À ce sujet Pierre Dufresne écrira : « Elles [les cassettes] servent à indiquer aux jeunes ce qu'ils font et donnent aux parents une information sur la zoothérapie. [...] Elles permettent aux membres de l'équipe d'exprimer leur opinion sur chaque séance : par ces libres propos, nous avons amélioré nos thérapies, acquis une compétence et progressé dans notre formation. »

Le plan de Pierre Dufresne comportait, en effet, un point fort, satisfaisant pour moi qui rêvais de voir la zoothérapie se développer et répandre, en plus du mieux-être physique, un bien-être psychologique, par la joie et le jeu, là où la souffrance et l'épreuve laissent peu de place à la gaieté. Ce point stipulait que le personnel de l'hôpital participant aux interventions (dont Dufresne lui-même), se formerait en même temps à la zoothérapie.

L'hôpital Marie-Enfant était, et est toujours, le seul établissement pédiatrique spécialisé en adaptation et en réadaptation physique du réseau de la santé québécois. Ses jeunes patients affluent de toutes les régions du Québec, sûrs de trouver là des équipements sophistiqués, des médecins et des thérapeutes véritablement expérimentés.

Les enfants en traitement à l'hôpital se répartissaient en six groupes :

- Traumatismes cranéo-cérébraux (TCC).
- Déficit moteur cérébral (DMC).
- Musculo-squelettique (MS).
- Amputé (AM).
- Développement (DEV).
- Maladie neuromusculaire (MNM).

Le service d'éducation spécialisée assurait l'éducation et la rééducation par l'expérimentation d'activités quotidiennes et normalisantes, que les éducateurs adaptaient à chacun des bénéficiaires en fonction de son handicap.

Les séances de zoothérapie, dans leur approche normalisante, ne pouvaient que s'intégrer parfaitement aux objectifs de réadaptation et au plan d'intervention des spécialistes — ergothérapeute, physiothérapeute, orthophoniste, psychologue — et la présence de l'animal ajoutait un aspect essentiel au contexte classique d'une réadaptation fonctionnelle, celui de susciter chez les enfants le goût de dépasser leurs propres limites. Les moyens utilisés étaient simples :

- Brosser l'animal.
- Jouer à la balle avec lui.
- Le nourrir.
- Le promener en laisse.

Dans le cadre d'un objectif global, les éducateurs assignèrent à chaque enfant un objectif personnel. Ainsi, il fallait qu'Étienne (TCC), 10 ans, développe son esprit d'initiative et apprenne à s'extérioriser, que Pauline (TCC), 10 ans, apprenne à adopter un comportement en conformité avec son langage, que Nathalie (DMC), 13 ans, s'intéresse au contact et au jeu avec l'animal, dans l'espoir qu'elle réussisse enfin à créer une meilleure communication avec son entourage, etc. Chaque séance donnait lieu à une consigne qui complétait la précédente, de manière à ce que les enfants arrivent, en fin de session, à un progrès bien construit, bien assimilé. Son programme de zoothérapie achevé, Pauline, par exemple, sera capable de présenter une activité avec l'animal en respectant les étapes fixées.

Il est difficile ici d'énumérer tous les cas, une douzaine en tout, traités en relation avec l'Institut canadien de zoothérapie.

À ce point du projet, c'est-à-dire au bout de trois sessions, l'Institut canadien cédait la place au Centre progressif animal, dirigé par Carole Brousseau, ex-stagiaire de l'institut. C'est à ce moment-là, en effet, que je quittai Montréal pour la belle Touraine française, où je vis actuellement.

À la fin des cinq sessions, Pierre Dufresne pouvait dresser le tableau suivant :

Objectifs	Résultats obtenus
Contact physique avec l'animal	— période de détente ; — moments privilégiés entre le bénéficiaire et l'animal.
Actualisation des acquis	— augmentation de la confiance en soi ; — augmentation du sens des responsabilités ; — augmentation des comportements adéquats ; — augmentation du sentiment de compétence.
Organisation du temps	— le bénéficiaire arrive à structurer les étapes d'une activité.
Communication	— l'animal obéit directement au bénéficiaire ; — certains patients améliorent leur langage ; — l'échange entre les bénéficiaires est favorisé, le principal sujet de conversation est la zoothérapie.
Mémoire	— meilleure mémorisation des consignes données d'une semaine à l'autre.

Quant au projet d'avenir de l'équipe de Marie-Enfant, il s'imposait de lui-même : acquérir un chien qui serait l'allié de tous les thérapeutes convaincus désormais des bienfaits que l'animal peut dispenser à leurs jeunes patients. « Pour certains enfants, écrit Pierre Dufresne dans son rapport, il tiendra le rôle d'animal de compagnie. Pour d'autres, il sera utilisé en séance de thérapie. »

À cette époque, la zoothérapie pratiquée en milieu psychiatrique occupait une large place dans mes activités, puisque je fus amenée à la pratiquer aussi à l'hôpital Louis-Hippolyte-Lafontaine. Les personnes qui y entrent sont parmi les plus gravement atteintes et ne peuvent espérer en sortir. Et pourtant là aussi, avec l'aide de l'animal, nous avons obtenu des améliorations ouvrant une plage étroite d'autonomie dans ces esprits irrémédiablement obscurcis.

Il en fut ainsi pour Colette, 25 ans, atteinte d'un autisme profond. Quand débuta la cure, la jeune fille ne prononçait plus une parole depuis longtemps. Son éducateur et moi-même avons travaillé cinq semaines avant qu'enfin elle émette un mot. À la sixième séance, elle répondit « Bonjour » quand je la saluai en arrivant, et quand je lui demandai comment elle allait, elle dit « Ça va. » Ce jour-là, elle se souvint même du nom de Totoche et le prononça correctement. C'était pour nous une victoire. À ce stade de la rééducation, elle acceptait aussi de toucher le chien, d'ouvrir la main, qu'elle tenait en général obstinément fermée, et d'ébaucher une caresse. Je lui pris le poignet — elle se laissa faire — et je passai doucement sa paume sur le dos de Totoche.

— C'est doux ? demandai-je.

— Oui, répondit-elle en un son à peine articulé.

À chaque question, elle acquiesçait ainsi. Était-ce peu ? Pour nous c'était beaucoup. Peu à peu, elle devint plus habile à lancer la balle, que Totoche rapportait, infatigable, l'incitant à recommencer. Mais je dois avouer que le geste dynamique de lancer mit longtemps à apparaître. Puis les progrès furent jugés suffisants pour que je reçoive la permission de l'emmener promener le chien en laisse. Bien sûr, nous nous étions auparavant longuement exercés dans la salle et les couloirs. Nous ne devions pas dépasser les limites du parc, qui était déjà suffisamment grand, boisé et ombragé pour inspirer de la peur à Colette. Il n'en fut rien. Les promenades se passèrent calmement. Ainsi nous avions quand même réussi à faire réapparaître un sentiment de sécurité suffisant pour qu'elle ne soit plus constamment effrayée par son environnement.

Quand vint le moment de nous quitter, à la fin de la session, il nous fallut lui expliquer que nous ne reviendrions plus. Et là, à haute et intelligible voix, Colette demanda si elle pouvait emmener Totoche dans sa chambre. L'émotion qui passa entre nous est toujours vivante dans ma mémoire : pour la première fois de sa vie, elle exprimait un désir par une phrase complète, bien construite !

DE LA ZOOTHÉRAPIE DANS UN CENTRE DE DÉTENTION

En 1988, la zoothérapie est entrée à la Maison-Tanguay, centre féminin de détention de Montréal, grâce à Carole Tremblay, psychologue des services correctionnels du ministère de la Sécurité publique du Québec.

Femme créative, elle s'est, tout au long de son parcours professionnel, située à la pointe d'une réflexion originale et profonde, tentant toujours d'apporter ce « plus » qui accélère la remise en cause des attitudes conformistes et favorise une solution plus humaine et plus équitable.

Notre rencontre lui offrit la ressource d'une thérapeutique nouvelle, encore peu exploitée, dont elle comprit tout de suite l'intérêt. Avec l'accord de son directeur, Richard Pelletier, facilement convaincu, elle mit au point un premier programme de zoothérapie comportant trois sessions de douze semaines. Il était destiné tout d'abord aux femmes, en psychiatrie, mais, très vite, il fut étendu aux détenues présentant des troubles sévères de la personnalité, puis élargi enfin à toutes celles souffrant de troubles du comportement, de troubles relationnels et de problèmes de socialisation.

En plus des deux thérapeutes et de la petite chienne Totoche, un stagiaire de l'Institut canadien de zoothérapie participait aux séances avec Coquin, son chien. Ce jeune assistant, Michel Harrison, est aujourd'hui un zoothérapeute confirmé et continue l'œuvre commencée il y a maintenant six ans.

En début de session, les femmes détenues avaient donc le choix entre Coquin et Totoche. Chaque semaine, pendant quarante-cinq minutes, elles retrouvaient l'animal sur lequel elles avaient jeté leur dévolu.

Aujourd'hui, quand Carole Tremblay s'exprime à propos de cette expérience, elle écrit : « S'il n'y avait qu'un mot pour qualifier l'apport de la zoothérapie, je dirais *communication*. La beauté de cette technique d'intervention est de colmater, de réparer et de rétablir les bris et les ruptures de communication, de permettre l'ouverture et l'accès au monde intérieur comme à l'extérieur de soi [1]. »

— Tu sens que Coquin t'aime ? demanda Carole à Nicole, jeune femme de 23 ans, en prison depuis deux ans.

— Oui, répondit-elle, par les battements de son cœur. Et il ne répétera pas tout ce que je vais lui dire... On se donne tant d'affection l'un à l'autre, ajouta-t-elle. Quand tu veux donner de l'affection à quelqu'un, tu ne sais pas comment le faire, mais avec le chien, tu le sais !

Plusieurs des jeunes femmes détenues qui participèrent à cette thérapie novatrice acceptèrent de répondre à des interviews filmées, dans lesquelles elles exprimaient leurs sentiments, leurs découvertes, leur retour aux émotions de la vie. Leurs témoignages venaient valider l'intervention de la zoothérapie dans le milieu carcéral féminin et expliquent qu'elle ait été maintenue jusqu'à ce jour.

Pour audacieuse que fut cette initiative en son temps, elle

---

1. « La zoothérapie en milieu de détention féminin », article rédigé par Carole TREMBLAY pour *Femmes et justice*, janvier 1994.

n'en fut pas moins fort réfléchie. En effet, elle répondait aux conclusions d'une étude approfondie de la criminalité féminine et du sort de la femme incarcérée, cette condition étant considérée spécifiquement et non en fonction des pratiques qui ont cours en milieu de détention masculin. L'analyse portait sur quatre points :

- Influence des facteurs socio-économiques et psychologiques de la criminalité.
- Situation générale des femmes au Canada.
- Profil psychologique des femmes délinquantes.
- Facteurs affectant la santé mentale chez les femmes.

Ce projet original, baptisé « Approche institutionnelle de la Maison-Tanguay », s'inscrivait dans un contexte historique et un courant de pensée sociale accordant un intérêt croissant à la place réservée aux femmes dans la société québécoise. Cette étude permettait de comprendre que la femme en prison a des besoins spécifiques et que, bien souvent, elle représente un danger plus grand pour elle-même (automutilation, tentative de suicide, polytoxicomanie, etc.) que pour la société. À partir de là, la conscience des besoins ayant évolué, il fallait que le personnel donne un sens nouveau à sa prestation quotidienne, entre son rôle classique d'encadrement et celui, plus sensible, d'accompagnement.

C'est dans cette ambiance de remise en cause globale que Carole Tremblay et son équipe d'agents des services correctionnels se mirent à la recherche d'occupations valorisantes pour la population carcérale la plus fragile, celle, entre autres, qui relevait à la fois de la psychiatrie et de la justice. Cette catégorie de détenues, très démunie, réclamait des ressources humaines et matérielles que n'offrait pas l'éventail, pourtant large, des méthodes traditionnelles.

À contexte nouveau, concept nouveau. La zoothérapie trouvait là très naturellement sa place, pas seulement en raison de son originalité, mais parce qu'elle représentait, pour tout être humain, dès l'instant où il prenait dans ses bras un petit chien et qu'il le caressait, un retour à l'équilibre immédiat —

même s'il est momentané. Car l'animal est sans préjugé, et le handicap, quelle que soit sa nature, n'existe pas pour lui. Seul compte l'amour qu'on lui porte, et il est toujours prêt à aimer qui veut bien l'aimer.

« J'ai toujours eu peur du contact humain, dit Brigitte, mais quand le chien est présent, c'est tellement plus facile. J'aime ça. Maintenant, j'ai des sentiments, des émotions pour le chien, avant j'étais trop *gelée* (droguée), j'avais pas de *feeling*. Quand tu consommes de l'alcool, tu oublies tout, tu t'oublies toi-même, maintenant qu'on a le chien... »

« [...] nous sommes imprégnés et marqués très tôt par le rapport de l'être humain avec l'animal, poursuit Carole Tremblay, l'animal réel et l'animal en tant que symbole [...] du monde pulsionnel [...]. J'ai remarqué que le contact privilégié établi avec un animal dans le contexte du milieu de détention [...] permettait à ces femmes d'accepter de communiquer, à elles-mêmes d'abord, puis à une tierce personne ensuite, leurs souffrances, leurs émotions, leurs sentiments, dans un effort d'appropriation personnelle. C'est un travail remarquable de reconquête de leur espace personnel et affectif[1].

« "C'est plus facile d'être proche des animaux que des êtres humains parfois, dit Michèle, parce que je ne peux faire confiance à personne. Les meilleures relations pour moi dans cet établissement, c'est avec les animaux."

« Dans les premiers moments de cette thérapie, l'animal agit comme support extérieur à un *moi* faible et soutient admirablement tous les efforts même timides de communication. Cela est capital parce que ces femmes sont tout à fait isolées en elles-mêmes et aussi, ne l'oublions pas, en rupture de ban avec la société. Elles ont vécu des expériences mortifiantes, comme l'inceste, et par conséquent, dans une seconde étape, ont besoin d'humaniser toute cette souffrance par la parole.

« "Avec les animaux, quand je sortais d'ici, je restais avec l'odeur longtemps sur moi qui me ramenait en mémoire le temps que j'affectionnais ces animaux-là, explique encore

1. Carole TREMBLAY, *op. cit.*

Brigitte. C'est juste par l'odeur, le poil... je me disais : 'Ça sera pas mal la semaine prochaine de s'en retourner jouer là'. Ça m'a vraiment calmée, vraiment changée à bien des niveaux, dans mon comportement surtout. Depuis cette période-là, je n'ai pas repensé aux évasions. Je ne fugue plus comme je fuyais avant. J'ai senti qu'il y avait un contact ici."

« À partir du moment où la personne ressent la possibilité d'un contact concret, palpable et visible à établir, dans un climat de respect et d'aide, tout devient possible. D'abord, c'est sur le plan sensoriel et affectif que la communication s'établit, dans une atmosphère de confiance la plus normalisante possible. À cette étape, la femme reste extérieure à l'animal, elle ne le reconnaît pas encore, à l'intérieur d'elle-même. Ce n'est pas soi, mais l'autre. C'est le *il* et pas encore le *je* qui permet ce mouvement d'aller à la rencontre de l'autre puis, ultérieurement, vers soi. Une fois cette sécurité et ce confort thérapeutique établis, la parole prend place. Le *je*, au lieu du *il*, émerge. Petit à petit, une estime de soi grandit, une capacité plus grande de socialisation se développe, un regard neuf se construit sur les événements de sa vie, et par conséquent celle-ci peut être mieux assumée et mieux maîtrisée. »

Les objectifs à atteindre par ce programme de rééducation avaient été, au départ, définis en six points :

- Ouvrir des champs de communication.
- Permettre l'expression et la saine satisfaction des besoins affectifs.
- Réaliser certains apprentissages et développer des habiletés psychosociales dans un but de socialisation.
- Diminuer le stress et l'anxiété.
- Contrôler la violence, canaliser positivement l'agressivité.
- Favoriser une meilleure connaissance de soi.

Compte tenu de ces objectifs, les thérapeutes décidèrent, avant chaque séance, du discours à tenir, des attitudes à suggérer. Cela s'était fait en fonction de chacune des femmes en thérapie, car le cadre prédéfini était souple, flexible, adaptable à chaque personnalité.

La pratique est très simple et peut se résumer en quelques activités, comme le toilettage, le jeu, le dressage, le contact physique avec l'animal et, bien sûr, les discussions qui, au fil des rencontres, doivent prendre de plus en plus de place. Il importe de comprendre que l'animal ne remplace pas le thérapeute, mais qu'il sert de catalyseur. Il est le médiateur qui permet à la personne d'intellectualiser et de verbaliser les émotions vécues.

« Il y a tant de misère et de souffrance dans un milieu pareil, tant de drames, de solitude et de désolation. [...] La zoothérapie, sans être une panacée, a l'effet d'un baume sur toutes ces souffrances », dit Carole Tremblay.

En vigueur depuis six ans à la Maison-Tanguay, la zoothérapie ne connaît pas l'usure du temps. Carole Tremblay, accompagnée de Michel Harrison, entretient la dynamique de cette thérapie qui trouve sa raison d'être dans l'« approche institutionnelle de la Maison-Tanguay », qui est destinée à l'humanisation des conditions de vie des femmes incarcérées. La méthode de base reste identique, même si, aujourd'hui, ce sont trois animaux qui font office de cothérapeutes : un schnauzer, Coquin, un dalmatien, Charlot, et un bon gros chat, Jordy. Si le premier a un effet stimulant auprès des personnes dépressives et introverties, le deuxième convient particulièrement aux agitées en période de crise, qu'il a le don de calmer. Quant au félin, il est particulièrement apprécié des femmes qui ressentent des besoins « plus primaires de contact physique ». Depuis le début de cette thérapie, les responsables ont eu à faire face à un engouement grandissant de la part des détenues et à la gestion d'une liste d'attente permanente.

Il est arrivé souvent qu'au cours d'une session une ou plusieurs des détenues renoncent à la prise d'anxiolytique ou d'antidépresseur, sous contrôle médical bien sûr. Quelques-unes d'entre elles ont même entrepris une psychothérapie soit pendant leur séjour en prison, soit à leur sortie.

Ainsi que le soulignait Carole Tremblay, il va de soi que l'implantation de cette « approche institutionnelle » exigera du temps et des ajustements constants avant d'être définitivement intégrée par le système carcéral.

DANS LES SERVICES D'URGENCES PSYCHIATRIQUES

1989 fut, je dois l'avouer, une année qui laissa dans ma mémoire un souvenir heureux. Le travail était intense et la notoriété de la zoothérapie allait grandissante. J'en pris vraiment conscience le jour où je reçus un appel téléphonique du Dr Siouffi. Je n'avais jamais contacté personnellement ce médecin. Il fallait donc que les études et les cures zoothérapeutiques accomplies jusque-là aient provoqué, dans le milieu médical, des commentaires nombreux et favorables pour que Gilles-Étienne Siouffi, directeur du département psychiatrique de l'hôpital Maisonneuve-Rosemont, manifestât le désir de me rencontrer. J'étais à la fois étonnée et ravie.

Notre première entrevue eut lieu à l'institut, où il vint accompagné de plusieurs membres de son équipe. Entourée de mes collaborateurs, je leur expliquai longuement la zoothérapie, ses ressources à la fois spécifiques et complémentaires des thérapies classiques. Je leur racontai mon expérience dans le domaine de la psychiatrie et répondis à leurs nombreuses questions. Le Dr Siouffi me parla de ses patients, de ses objectifs et suggéra une éventuelle collaboration. J'acquiesçai, enchantée, et nous nous quittâmes en nous accordant quelque temps pour la réflexion.

Notre second rendez-vous se déroula à l'hôpital Maisonneuve-Rosemont. C'est à ce moment-là que, d'un commun accord, nous décidâmes d'une action conjointe. Avec la rigueur professionnelle qui le caractérisait, le Dr Siouffi me proposa de passer le plus de temps possible dans son service d'urgences psychiatriques, où les malades arrivaient en pleine crise.

Conseil perspicace. Je découvrais un milieu difficile, différent de ceux que j'avais connus jusque-là. Il fallait que je m'y habitue, que je m'y insère. Quant à l'équipe médicale, elle avait aussi un effort à faire : celui d'intégrer une discipline nouvelle et peu orthodoxe dans son approche thérapeutique. Il nous fallut pas moins de deux mois de labeur constant pour affiner nos points de vue et accorder nos méthodes.

Pendant les six mois qui suivirent, la zoothérapie fit ses preuves auprès de sujets encore très proches du paroxysme, favorisant une reprise de contact plus rapide avec la vie.

J'ai vécu là une expérience bouleversante. Aux urgences psychiatriques le drame est permanent, la détresse humaine profonde. Les malades que nous traitions étaient tous sous médicaments puissants. Nous ne pouvions jamais prévoir leurs réactions. Certes, j'avais déjà été confrontée à des cas lourds, mais l'état de crise est autre chose encore.

Les patients qui arrivaient émergeaient avec difficulté d'un profond sommeil médicamenteux, et ne savaient que répéter : « J'ai la bouche pâteuse, je ne peux pas parler. » La relation était lente à se former. Je me sentais tendue, mais le Dr Siouffi, habile dans son art, savait déclencher en douceur un processus de détente que l'arrivée du chien accélérait. Quand Flika entrait et qu'elle tendait sa grosse patte poilue au patient, celui-ci sortait de sa torpeur. L'animal semblait avoir seul ce pouvoir d'aider le malade à puiser au fond de lui-même ce qui lui restait de ressources instinctives, de ressources de vie.

Dans ce contexte aussi, j'ai pu mesurer à quel point l'influence de l'animal pouvait faire surgir des résultats qui n'étaient parfois, hélas, que passagers, étant donné la gravité du mal.

Je dois dire qu'au début le personnel était un peu inquiet, perplexe mais intéressé. Derrière les vitres sans tain de la salle qui nous était réservée, il y avait une foule d'observateurs. Parmi ceux-ci, un psychiatre qui manifesta très vite le désir de participer aux séances de zoothérapie, et de s'occuper, tout au moins, de ses propres patients.

La personnalité du Dr Siouffi, sa notoriété dans le milieu médical donnaient à ses actes, à ses choix, une envergure particulière. Aussi la presse réagit-elle très vite quand elle apprit que la zoothérapie était pratiquée à l'hôpital Maisonneuve-Rosemont. En se pliant de bonne grâce à toutes les interviews, le Dr Gilles-Étienne Siouffi devint un ardent défenseur de la cause de la zoothérapie. À un journaliste qui s'étonnait qu'il ait fait entrer les animaux dans son service parce que, disait-il, « cela ne se fait pratiquement nulle part », il répondit[1] :

« Je suis psychiatre de formation, j'ai fait effectivement des études très sérieuses. Mais je suis d'accord avec Picasso quand il dit que l'on met du temps à devenir jeune. Pour moi la zoothérapie est une approche jeune, innovatrice, ce n'est pas un substitut, mais un complément des techniques traditionnelles, à l'impact plus limité, qu'elles soient pharmacologiques ou psychothérapeutiques verbales. Certes, il faut avoir du courage et de l'originalité pour faire entrer un chien ou deux dans un hôpital ! »

Puis il parla de Sylvain :

« La vidéo que nous voyons ici a été enregistrée le lendemain de la fameuse panne d'électricité et Sylvain était dans un état de grande angoisse parce qu'il était effrayé. Il se demandait si le barrage hydroélectrique allait céder et autres choses de ce genre.

« Sylvain est un de nos jeunes patients ; il a des crises d'anxiété. En diagnostic on pourrait dire que c'est un état limite : c'est-à-dire qu'il fonctionne bien, mais, à cause de ses peurs, il peut devenir interprétatif, extrêmement anxieux et présenter des troubles de la pensée et du comportement pour de brefs instants.

« Sylvain est un jeune homme qui ne répond pas à la psychothérapie telle qu'on la conçoit habituellement. Il nous fallait trouver une autre façon de le rejoindre. C'est par le jeu avec les animaux que nous parvenons le mieux à le toucher. C'est aussi pour nous la façon la plus efficace de l'améliorer, de lui

---

1. Extraits d'interviews de la télévision canadienne.

apprendre l'attente, parce qu'il veut toujours que tout soit rapidement exécuté, sinon il éprouve, je pense, la sensation de ne pas être aimé. Nous pouvons aussi, grâce à cette méthode, développer en lui la confiance, l'aider à se structurer, en espérant que cela se répercutera dans son vécu.

— La dernière image de la vidéo nous montre Sylvain serrant dans ses bras Totoche, le petit schnauzer de Caroline Bouchard, comme s'il faisait partie de sa vie.

— Oui, parce que l'animal est inconditionnel dans son amour, si on lui donne de l'affection, il y répond sans retenue ; il ne juge pas et ne voit pas les handicaps. Il n'a pas les préjugés qu'un humain peut avoir. Il est ce qu'on appelle dans notre jargon "un objet transitionnel inconditionnel", un peu comme l'ours en peluche pour l'enfant. Dans ce cas c'est plus encore, car non seulement l'animal rassure, mais il constitue un pont avec le monde extérieur pour les patients qui éprouvent des difficultés relationnelles, qu'ils soient inquiets ou trop stimulés.

— Le but que vous poursuivez conjointement avec l'Institut canadien de zoothérapie ne serait-il pas de démontrer qu'un animal comme Totoche peut constituer une aide thérapeutique ?

— Exactement, et pour moi la preuve est assez claire. Je me base pour en arriver là sur certains critères scientifiques, même si quelques paramètres sont assez difficiles à mesurer encore, car cela prend du temps et surtout une cohorte de patients à traiter. Il y a un peu partout dans le monde des travaux très sérieux qui sont menés en ce moment même sur ce sujet. Je tiens à préciser que l'aboutissement, la réussite, n'est pas que le patient adopte un animal. Ce n'est pas mon but. Pour certains patients, c'est sans doute souhaitable, pour d'autres, le but premier est de les soutenir dans une période de crise. La zoothérapie constitue, en plus, une aide appréciable dans les relations entre le thérapeute et son patient.

— Est-ce que vous voulez dire que le chien tient un rôle que le psychiatre ne peut pas tenir ?

— C'est-à-dire que l'on s'assiste l'un et l'autre. S'il ne s'agissait que de mettre un chien en compagnie d'un enfant autiste ou d'un adulte schizophrène, le résultat serait simplement d'apporter un peu de chaleur, alors qu'un chien de zoothérapie est un véritable outil de diagnostic et aussi un outil thérapeutique. Il nous renseigne sur le patient, lui permettant, par exemple, s'il s'agit d'un adulte, de se remémorer des souvenirs d'enfance, et, comme je le disais précédemment, il facilite la relation en rapprochant les extrêmes que constituent le thérapeute et son patient, l'un devenant moins grand thérapeute et l'autre moins petit patient. Il faut préciser qu'un chien qui permet une telle approche est un chien spécialement sélectionné et entraîné.

« Par ailleurs, la zoothérapie représente aussi l'espoir de diminuer les médications de coercition. Mais n'oublions pas que si elle adoucit, elle ne remplace rien. Il y a beaucoup d'autres formes de thérapies douces : l'arthérapie, la musicothérapie, etc. Si j'ai décidé de promouvoir la zoothérapie, c'est que j'y crois, parce qu'elle rejoint intimement la psychodynamique, l'objet transitionnel, comme la poupée, qui crée un pont entre le monde intérieur et le monde extérieur. »

DES ENCOURAGEMENTS MULTIPLES

J'avais choisi un métier nouveau que je devais inventer au jour le jour. La pratique au quotidien ne comportait aucune règle et j'avançais portée par ma seule conviction et les nombreux soutiens que je rencontrai sur mon chemin, et qui ne me firent jamais défaut.

Un des plus émouvants souvenirs qui, aujourd'hui encore, me réconforte est la voix de Boris Levinson me disant au téléphone : « Je suis las, je suis fatigué, mais de savoir que quelqu'un a ce genre d'ambition me fera sûrement vivre plus longtemps. Ne laissez jamais tomber. » Je m'étais enhardie jusqu'à le contacter car il était et reste, en ce qui me concerne, l'image forte de cette discipline. Nous avons parlé un bon moment, je lui exposai mes projets, mes espoirs, mes craintes.

Son accueil, son écoute attentive et encourageante constituent pour moi un inaltérable point d'ancrage.

Nous étions à ce moment là plongés dans la préparation de la campagne de publicité « Aime-moi ». Il fut le premier à qui j'envoyai une épreuve de l'affiche. Quand, un peu plus tard, je l'appelai à nouveau, on m'apprit qu'il était malheureusement décédé. Pour bref qu'il fût, notre contact n'en reste pas moins un des moments précieux de mon parcours.

En dehors de cet encouragement moral, j'eus la chance d'être appuyée par des sommités du corps médical canadien, comme le Dr Jacques Mackay, qui m'ouvrit les portes de l'hôpital Rivière-des-Prairies, et le Dr Jean-Guy Mongeau, qui soutint mon dossier lors d'une demande de subventions et qui a, aujourd'hui, accepté d'écrire l'une des préfaces de ce livre.

Ce médecin est pédiatre, spécialiste des maladies des reins chez l'enfant, et professeur titulaire à l'université de Montréal. Prise de curiosité, je lui demandai un jour pourquoi il s'était toujours engagé à mes côtés et pourquoi, cette fois encore, il était là. Certes il y a l'amitié, mais elle ne justifie pas que l'on expose sa crédibilité professionnelle. Voici ce qu'il me répondit : « J'ai beaucoup d'enfants dans mon service qui ont des maladies chroniques et je les vois traverser des phases dépressives, des phases de régression, pendant lesquelles ils se referment sur eux-mêmes, parfois jusqu'à l'autisme. J'aime beaucoup les enfants et je suis sensible à leur souffrance. Je sais que dans ces moments-là ils ont de grandes difficultés à établir des contacts avec l'extérieur. J'ai cherché des solutions à ce problème. J'ai pu constater que les animaux sont une source d'inspiration pour un enfant qui est en régression. Car dès son jeune âge, on le met en confiance avec toutes sortes de toutous en peluche, de nounours, de rhinocéros, d'éléphants, de lapins. Aussi, je crois que lorsque l'enfant est recroquevillé sur lui-même, qu'il n'a plus de contact avec l'extérieur, l'animal est ce qui va le mieux le rassurer et le replacer dans un contexte où il pourra se préoccuper d'un autre être que lui-même. C'est à partir de cette réflexion que je me suis intéressé à la zoothérapie. Renouer le contact avec l'entourage est le premier pas, ensuite l'enfant est prêt à beaucoup mieux accepter les autres thérapies ou médications qui l'aideront à guérir. »

J'étais d'autant plus touchée par une analyse aussi juste que nous n'avons jamais travaillé ensemble, la présence d'un animal dans un service d'enfants très gravement malades, ou opérés des reins, étant exclue. Mais, par exemple, lors de mon expérience à l'hôpital Marie-Enfant, auprès de jeunes hémiplégiques ou d'accidentés de la route, les choses se sont souvent passées ainsi.

Je bénéficiai, d'autre part, du soutien spontané du public que je rencontrai chez le Dr Vaillancourt, à la clinique vétérinaire, et qui n'hésitait pas à me consulter où à m'adresser quelque parent ou connaissance.

Ces éléments apparemment épars avaient en fait tissé un réseau relationnel dont je n'avais pas apprécié la cohérence. Je la réalisai dès l'ouverture de mon institut, quand arrivèrent en nombre plus important que je n'avais pu imaginer, les demandes de thérapies et de stages. Tout cela était pour le mieux mais nécessitait des locaux, du personnel, donc des crédits de fonctionnement.

L'INSTITUT CANADIEN DE ZOOTHÉRAPIE SE FAIT CONNAÎTRE

Forte des références dont je viens de parler, j'entrepris une recherche de sponsors. C'était cela aussi ma vie de zoothérapeute, en tant que directrice de l'institut, car il fallait que les différents services — centre de documentation, de recherche et de formation — puissent fonctionner.

Je constituai donc une équipe de permanents que finit par rejoindre une jeune étudiante, Lyne Pelletier, arrivée à l'institut en tant que bénévole. Passionnée par notre action, elle entreprit une étude sur le comportement d'un enfant trisomique mis en présence d'un animal et resta donc avec nous comme stagiaire avant d'être définitivement intégrée. Elle prit part également à l'organisation de la bibliothèque. Car l'institut se voulait aussi un centre de documentation où l'on trouvait des ouvrages scientifiques ou grand public et des cassettes audiovisuelles, puisque toutes les sessions de zoothérapie étaient filmées afin de favoriser des recherches scientifiques approfondies.

Aux documents vidéo s'ajoutèrent bientôt les photos, grâce à Micky Boisvert, photographe, qui sut avec talent et générosité saisir les moments marquants de toutes ces années, qu'il s'agisse des séances de thérapie ou des faits relationnels notables dont l'enregistrement était indispensable à l'essor de l'institut.

C'est tous ensemble, avec quelques bénévoles supplémentaires, que nous engageâmes une action de recherche de fonds. Toute société que nous jugions ouverte à l'idée de mécénat devint notre cible. Les réponses que je reçus venaient d'horizons divers, et je dois beaucoup à ces nombreuses sociétés qui me firent confiance [1].

Aussi quand, en 1985, Sociétal prit en main la campagne « Aime-moi », nous avions déjà mis sur pied notre structure, légère certes, mais solide. Et heureusement, car il nous fallut après cette action médiatique répondre à des milliers de demandes d'informations. Tout le mérite de ce succès revient à Sociétal, société créée par mon mari, Jacques Bouchard, pour orchestrer les campagnes humanitaires.

L'Institut canadien de zoothérapie, société à but non lucratif, était reconnu comme organisme humanitaire. C'est à ce titre qu'il put bénéficier d'une campagne d'information d'un type particulier au Canada, où il existe une loi obligeant les stations de radio et de télévision à réserver un temps d'antenne, en proportion de leurs chiffres d'affaires, pour les grandes causes. Médias, imprimeurs, fournisseurs de papier, pourvoyeurs d'espaces publicitaires, tous s'engagèrent volontiers dans la campagne « Aime-moi », comme ils le font toujours pour chaque cause humanitaire, ravis et honorés de faire partie des donateurs.

---

1. Voir la liste en annexe.

La Ganett Foundation nous accorda également une aide précieuse en finançant la location de panneaux d'affichage et l'impression de dépliants que nous avions conçus en réponse aux demandes de renseignements que nous espérions recevoir. Et qui furent abondantes, comme nous l'avons vu ! Il me faut rappeler que Ganett Foundation, fondation créée par un grand groupe americain, n'accorde ses subsides qu'aux organismes humanitaires, et une seule fois : pour aider à leur lancement.

C'est ainsi que le matin du 13 novembre 1985, jour de mon anniversaire, je découvris Montréal envahi d'affiches illustrant notre action. Jamais je n'eus de cadeau plus bouleversant. D'un seul coup tout le travail des années passées prenait une densité étonnante. Dans l'image de cette petite fille handicapée dialoguant avec Flika se trouvait condensé le sens même de ma vie : tenter d'adoucir les souffrances physiques ou mentales, par le biais de l'animal, messager irremplaçable de l'attention, de l'intérêt et de l'amour dont ont besoin tous ceux qui souffrent dans leur corps et dans leur âme pour retrouver la conscience d'eux-mêmes et des autres.

En radio, en télévision, le message diffusé était simple : faire connaître le mot zoothérapie et ce qu'il contenait de ressources thérapeutiques nouvelles permettant d'améliorer la vie. Le résultat fut immédiat. La presse nous sollicita fréquemment et je pris part à quelques émissions de télévision.

Heureusement, en 1987, Claudette Chénier vint m'accompagner dans ma tâche, en tant que vice-présidente. Ainsi sérieusement secondée, je me sentis en mesure d'assumer un emploi du temps de plus en plus chargé. Néanmoins, je demandai à Louise Deschatelet, comédienne et journaliste, de prendre en charge la vie médiatique de l'institut. Elle accepta aussitôt. Acquise à la zoothérapie, elle sut, avec finesse et sensibilité, faire passer notre message auprès du public. C'est en 1988 qu'elle rejoignit notre équipe. Fin 1989, des circonstances particulières modifièrent sa disponibilité, et elle préféra abandonner une responsabilité qu'elle ne se sentait plus en mesure d'assumer aussi généreusement qu'auparavant.

C'est alors que Gilles Pelletier, un des comédiens les plus connus du Canada, se chargea de nous représenter. Il le fit avec grand talent jusqu'à la fermeture de l'institut, fin 1990.

Début 1989, nous ressentions de nouveau le besoin d'informer le public, de lui parler de la zoothérapie. C'est la petite chienne Totoche, que les Canadiens connaissaient déjà pour l'avoir vue à la télévision, qui tint la vedette d'un spot de deux minutes largement diffusé et entièrement financé par Young et Rubicam, sous la responsabilité directe de sa présidente, Madeleine Saint-Jacques.

Cette campagne de presse audiovisuelle et écrite, qui débuta en mars, devait durer six mois. Nous n'avions pas douté de la force de son impact et avions prévu, pour le 27 avril, une soirée à la Place des Arts, l'équivalent de l'Olympia à Paris. Le clou du spectacle était une comédie musicale de Jean-Pierre Ferland, présentée en avant-première. Diverses personnalités de la politique, de la médecine, du spectacle et des arts avaient tenu à être là et les spectateurs étaient venus nombreux. La salle était comble. Après dix ans de travail, nous réussissions à remplir la Place des Arts au nom de la zoothérapie ! J'étais consciente d'avoir œuvré de façon juste.

La zoothérapie avait pris son essor au Québec, et pourtant c'est vers d'autres cieux que je m'envolai quelques mois plus tard, vers la France, avec la ferme intention de continuer le travail commencé.

FORMER DES ZOOTHÉRAPEUTES

Pendant toutes ces années d'efforts destinées à faire connaître et accepter la zoothérapie, j'ai eu à cœur de transmettre mon expérience, d'accueillir auprès de moi les candidats à l'exercice de ce nouveau mode thérapeutique. Beaucoup sont venus, très peu ont persévéré. C'est qu'il ne s'agit pas seulement de jouer avec un chien ou un chat. Loin s'en faut.

L'épreuve la plus difficile est la fréquentation de la souffrance humaine la plus profonde, que ce soit dans les hôpitaux psychiatriques ou dans les maisons de détention. Si le regard conventionnel que l'on porte sur ces êtres ne change pas, si les préjugés ne se flétrissent pas au souffle de la compassion vraie, l'action zoothérapeutique devient impossible.

Face à un malade mental, enfant ou adulte, qui ne maîtrise pas son langage et qui traite ses thérapeutes de tous les noms, il faut savoir ne pas prendre l'injure pour soi, maîtriser sa susceptibilité sans jamais perdre la sensibilité qui laisse à l'intuition toute sa chance de suggérer la réponse juste à une situation inattendue. Or, chaque séance de zoothérapie comporte une part d'imprévisible. Si l'expérience est une assise irremplaçable, la réaction intuitive en est une autre tout aussi indispensable. Cette discipline nécessite, pour être correctement appliquée, une prédisposition naturelle très subtile qui ne s'apprend pas dans les livres.

L'autre épreuve, plus difficile qu'il ne semble, est l'éducation du chien. Le nouveau maître doit montrer une attention de tous les instants envers cet animal qui sera son prolongement dans la pratique du métier. D'ailleurs le mot « métier » est, à mon sens, impropre : c'est plutôt de vocation qu'il s'agit ici, tant il est vrai que l'on ne peut l'exercer sans être en harmonie aussi bien avec les humains qu'avec les animaux, tout en sachant s'oublier soi-même.

Parmi mes stagiaires, deux au moins font actuellement une très belle carrière, l'un à Montréal, Michel Harrison[1], l'autre à Bruxelles, Philippe Bernard[2].

Pour Harrison, selon son propre témoignage, la première prise de contact avec la zoothérapie se fit lors d'un passage de deux semaines à l'institut. C'est après qu'il décida de persévérer et de s'impliquer pour de bon. Il parle ainsi de la décision qui détermina sa vie :

---

1. Michel HARRISON, Le Carrefour de la zoothérapie, 17035, rue Saint-Louis, Sainte-Hyacinthe, J2T 3G6, Canada. Tél. : (02) 774 3163.

2. Philippe BERNARD, Ethologia, avenue Albert-Elisabethlaan 46, Bruxelles 1200, Belgique. Tél. : (02) 732 15 10, fax : (02) 732 02 69.

« Durant ces deux semaines, Mme Bouchard nous a accompagné et conseillé. Elle nous a montré son amour pour ses semblables et les animaux. Quelques mois plus tard, je me suis impliqué davantage en faisant vraiment partie de l'institut. C'est pendant ce temps que j'ai acheté mon premier chien : un schnauzer nain que j'ai choisi pour sa capacité de travail, sa robustesse, son poids raisonnable et sa bonne physionomie de personnage barbu.

« J'ai fait mes débuts en 1989. J'ai donc pratiqué mes premières thérapies à la maison de retraite d'Idola-Saint-Jean et à l'hôpital Marie-Enfant, où j'ai beaucoup appris grâce au responsable du projet, Pierre Dufresne. Il en fut de même à la Maison-Tanguay avec la psychologue Carole Tremblay, qui sut tirer parti de la situation délicate dans laquelle je la mettais, du seul fait que je suis un homme et que certaines détenues avaient eu à vivre des situations difficiles à cause de conjoints, de compagnons ou de pères abusifs. Elle sut faire passer l'idée que tous les hommes ne se ressemblent pas et qu'ils ne sont pas tous mal intentionnés. Je me souviens encore de ma première visite en milieu carcéral, quand la lourde porte métallique se referma derrière moi, je me sentis pris au piège. Mais cette sensation ne dura que quelques instants, et je vécus un de mes meilleurs moments en zoothérapie quand j'entendis une des détenues dire, en parlant des deux chiens qui nous accompagnaient : “Tiens, voilà quelqu'un d'humain !”

« Les difficultés que j'ai pu rencontrer dans l'exercice de cette discipline sont liées au fait que la zoothérapie n'est pas reconnue officiellement en tant que profession à part entière et que je ne suis pas un professionnel de la santé. Mais après un reportage de *Caméra 90*, j'ai acquis une certaine crédibilité, et les demandes de thérapie se sont faites plus nombreuses.

« Après que l'institut canadien eut fermé ses portes, je décidai de créer le Carrefour de la zoothérapie. J'ai déjà reçu des demandes de stages, mais jusqu'à présent je les ai refusées, préférant acquérir plus d'expérience et réunir une équipe bien structurée, pour mieux répondre aux attentes des futurs stagiaires. »

Mon rôle pédagogique ne s'arrêtait pas là, il se poursuivait auprès de tous les étudiants en sciences humaines, de tous les infirmiers (ères), éducateurs, assistantes sociales ou autres, intéressés par la zoothérapie et préparant un travail sur le sujet, dans le cadre de session de formation dans leur spécialité.

Tous s'adressaient à l'institut, étant donné le peu de documentation existant ailleurs. Ils pouvaient consulter livres et cassettes vidéo, interwiever mes collaborateurs, les stagiaires ou moi-même, à leur guise. Leurs travaux très sérieusement préparés propageaient dans tous les milieux une idée juste de la zoothérapie.

CONGRÈS ET CONFÉRENCES

Un des meilleurs moyens de faire connaître la zoothérapie était, à coup sûr, de participer aux congrès et conférences organisés sur ce sujet, au Canada, en Europe et aux États-Unis.

Au Québec, j'étais souvent appelée dans les hôpitaux, ou autres établissements de santé, pour faire part de mon expérience, vidéo à l'appui. Le Dr Vaillancourt m'accompagnait souvent, de sorte que le rôle du vétérinaire fût bien compris, tant dans le choix de l'animal de zoothérapie et de son suivi que de son éducation.

Dès 1985, je fus invitée à participer à divers colloques internationaux, à Montréal, à Denver (dans le Colorado), par exemple.

En 1986, mes interventions se situèrent pour la plupart dans différents établissements québecois. La campagne « Aime-moi » venait d'avoir lieu, créant la curiosité que l'on sait, et je fus très fréquemment invitée à venir présenter la zoothérapie telle que nous la pratiquions à l'institut.

Au mois d'août, se tint à Boston le IIIe congrès mondial, organisé par la Delta Society. J'y assistai avec mon équipe et le Dr Jacques Mackay. Cette fois je n'intervins pas en tant que conférencière. Nous avions un simple stand d'information, pour affirmer notre existence et répondre à toutes les questions, ce qui me valut la chance de voir s'y arrêter des personnalités françaises, comme Allain Bougrain-Dubourg et Pierre Rousselet-Blanc, avec lesquels le dialogue s'instaura très aisément. Il est important de préciser que la Delta Society est l'organisme le mieux adapté pour répondre à toutes les questions sur la relation homme-animal. Fondée en 1977, cette société a su créer un réseau de propriétaires d'animaux de compagnie, de volontaires, de responsables dans le domaine de la santé, de scientifiques, qui croient que nul ne peut être en bonne santé sans entretenir de contacts harmonieux avec les animaux et la nature.

1987 fut une année fructueuse, marquée principalement par le XXIIIe congrès mondial vétérinaire, qui se tint à Montréal du 16 au 21 août. Dans ce cadre privilégié, le Dr Vaillancourt avait tenu à organiser un colloque : « La zoothérapie, une nouvelle chance donnée à l'homme et à l'animal. »

Les plus grands noms en matière de recherche sur la nature de la relation homme-animal étaient présents. Le Dr Leo K. Bustad, de l'université de Washington, souligna la responsabilité du vétérinaire dans cette relation, lui attribuant avant tout un rôle éducatif, notamment auprès des enfants, qui auront, dit-il, « plus de chances de devenir des adultes responsables s'ils savent respecter et aimer les animaux ». Il tint également à préciser aux vétérinaires leur mission de conseiller dans toute thérapie assistée par l'animal. *Veterinarius*, journal édité par les médecins vétérinaires du Québec, rapportait ainsi la teneur de ses propos : « Le médecin vétérinaire doit être non seulement l'individu responsable de la santé et du bien-être des animaux impliqués dans ce type de programme, mais aussi un guide sur le bien-fondé de ces programmes par rapport à leur objectif d'efficacité sur le comportement. » Il soulignait également que des expériences récentes confirmaient que l'animal pouvait avoir, dans certains cas, des effets bénéfiques sur la santé mentale et physique de l'être humain.

Le Dr Vaillancourt, qui sut toujours m'aider à choisir mes chiens et à bien les soigner, profita de cette occasion pour préciser son opinion sur le rôle du vétérinaire auprès des propriétaires ou futurs propriétaires d'animaux, dans ce domaine que l'on peut appeler celui de la zoothérapie spontanée. Il rappela d'abord que le praticien « doit avoir non seulement une solide connaissance des animaux mais aussi des besoins humains ». C'est au vétérinaire, préconisa-t-il, de conseiller le type d'animal le plus adapté à chaque personne, selon son caractère, son mode de vie, son environnement. Car l'humain doit comprendre « qu'il s'agit de prendre la responsabilité d'une vie, animale bien sûr, mais néanmoins d'un être vivant et non d'un objet inanimé que l'on achète et jette après usage, sans discernement ». Entre autres soins à apporter aux animaux, il rappelait qu'il revient aussi au vétérinaire de s'assurer que le comportement du maître est correct vis-à-vis de son animal.

Dans le cas d'un programme de zoothérapie en milieu institutionnel : écoles, maisons de retraite, hôpitaux, etc., le médecin vétérinaire doit s'associer aux autres professionnels de la santé, ajouta-t-il, afin de déterminer les besoins des individus pour lesquels cette thérapie est conçue. Celui-ci devra également en suivre l'évolution, pour s'assurer de l'harmonie de la relation homme-animal.

Invité à faire la synthèse du colloque, le Dr Vaillancourt résuma les propos de ses confrères et, notamment, ceux du psychiatre Michael MacCulloch, qui reconnaît à l'animal de compagnie une influence thérapeutique bienfaisante dans les cas suivants : maladies chroniques, dépression, perte d'estime de soi, absence d'humour, isolement ou ennui, désespoir. Il me plaît de rappeler ici la phrase qui concluait sa prestation : « Le médecin vétérinaire doit communiquer son amour des animaux aux humains et son amour des humains aux animaux. »

Le Dr Betsy Smith, professeur à l'université de Miami, était également présente. Cette femme remarquable est désormais indissociable de son étude sur les dauphins, qu'elle sut habituer à la fréquentation des hommes. Les grandes qualités d'adaptation et de sociabilité de ces gros mammifères marins se manifestèrent, grâce à elle, en faveur des enfants autistes, dont ils acceptaient l'approche et les jeux. De ces dialogues mystérieux naquirent de grandes amitiés qui aidèrent parfois ses jeunes patients à ébranler le mur de leur isolement. C'est de son expérience qu'elle nous parla, bien sûr.

J'étais d'autant plus heureuse de sa participation que je la connaissais bien. J'avais plongé avec elle, l'année précédente, dans son grand bassin d'eau de mer de Key Largo, en Floride, où elle accomplissait ses thérapies. La première fois, ce fut seulement pour prendre contact avec ses imposants cétacés. J'en ressortis convaincue de leurs vertus apaisantes. La seconde fois, je participai en tant qu'observatrice à un camp pour enfants autistes. Je pus constater que ses méthodes de travail avaient de nombreux points communs avec les miennes : par exemple, dans des circonstances similaires, nous faisions les mêmes gestes de la main, du bras, malgré les extrêmes différences du cadre de nos actions respectives.

En ce qui concerne mon intervention lors de ce congrès, je lui donnai ce titre révélateur de mon expérience et de celle de mon équipe : « La zoothérapie intégrée au processus de réadaptation physique. »

1988 connut aussi quelques congrès, dont la VIIe conférence annuelle, organisée par la Delta Society à Orlando, en Floride.

Mais l'événement qui se présente à ma mémoire avec le plus d'insistance est la Ve conférence internationale sur les relations entre les hommes et les animaux, en novembre 1989 à Monaco. Tous ceux que cela concernait étaient là : gérontologues, thérapeutes, psychologues, vétérinaires, éducateurs, propriétaires d'animaux... Pour ma part, j'exposai notre expérience en urgences psychiatriques, acquise à l'hôpital Maisonneuve-Rosemont, dans le service du Dr Siouffi.

Quant à la jeune étudiante qui s'engagea à mes côtés à l'ouverture de l'institut, Lyne Pelletier, elle sut donner à sa recherche la conclusion brillante qu'elle méritait, en résumant devant un public particulièrement concerné son « Observation du comportement d'un enfant atteint du syndrome de Down en présence d'un animal ».

Philippe Bernard, qui débutait son activité de zoothérapeute à Bruxelles, en Belgique, fit le déplacement sur la Côte d'Azur pour parler des « Variations du contrat social, en fonction de la race du chien présent auprès d'une personne handicapée physique ». Il avait basé son étude sur l'observation de trois situations différentes : dans la première, le handicapé physique, en fauteuil roulant, était seul ; dans la deuxième, il était accompagné d'un chien de type « apaisant », un briard, et dans la troisième, d'un chien de type « menaçant », un rottweiler. Les réactions enregistrées des quatre cent cinquante passants qui croisèrent leur chemin dans un parc public confirmèrent l'hypothèse émise, à savoir que, d'une part, la présence d'un chien favorisait les contacts sociaux, et que, d'autre part, la race les influençait grandement.

J'avais, cette année-là, conçu l'idée que la VIe conférence internationale sur les relations entre les hommes et les animaux pourrait se tenir à Montréal en 1992. Avec Joan Colbourn, de Toronto, nous déposâmes la candidature du Canada, qui se trouva finalement retenue.

Bien que vivant déjà en France, je fus activement présente tout le temps de cette conférence. Je connus la grande joie d'y voir l'Institut canadien de zoothérapie dignement représenté, une fois encore, par des intervenants comme Philippe Bernard, qui exposa son « Observation des interactions entre le jeune enfant et le chat domestique en situation standardisée ». Ghislaine Paquette aussi était là. Pour la première fois, elle rendait publique l'étude qui fut à la base de notre expérience avec les enfants autistes à l'hôpital Rivière-des-Prairies.

Ils m'offrirent l'un et l'autre le bonheur de mesurer la force d'implantation du concept zoothérapeutique au Québec, et je m'en retournai, sereine, poursuivre ma démarche dans ma nouvelle terre d'élection.

MES PREMIÈRES EXPÉRIENCES EN FRANCE

Dès mon arrivée en Touraine, en 1990, je fus contactée par un groupe de personnes qui désiraient créer avec moi un centre de zoothérapie. Certes, mon intention était de continuer l'œuvre commencée au Canada, mais je déclinai l'offre, ayant avant tout le désir de me familiariser avec ma nouvelle vie. Passer de la ville à la campagne en même temps que du Québec à la France représentait un changement radical que je ne pouvais intégrer que progressivement. La rupture avec Montréal se fit pour moi par étapes, et j'y retournai plusieurs fois au cours de la première année.

Tous les incidents, parfois irritants mais aussi parfois cocasses, qui accompagnent un déménagement m'aidèrent à faire la transition ; la tâche stimulante d'avoir à décorer notre demeure accomplit le reste. Je m'habituai avec bonheur à la campagne tourangelle, douce et lumineuse, si différente de la terre canadienne, pétrie de contrastes et d'excès, pourtant si belle, si forte, et je me coulai avec délices dans ce mode de vie à la française que mon mari et moi-même apprécions avec passion.

Après avoir assisté à quelques réunions organisées par mes premiers interlocuteurs, je n'avais plus entendu parler de rien. Un étrange silence avait succédé à l'urgence. Mais, pendant ce temps, je n'étais pas restée inactive. Je m'étais en effet attaquée à la concrétisation d'un vieux rêve qu'il m'avait été impossible de réaliser à Montréal, en milieu urbain : la ferme pédagogique. À présent, les conditions idéales se trouvaient réunies : l'espace était vaste, les bâtiments existaient, il suffisait de les remettre en état. Je commençai donc à réunir poules, dindons, canards, pintades, coqs et paon, et même une chèvre. Puis il y eut une brebis naine toute noire, que nous avons baptisée Blanche-Neige.

Au Québec, je m'étais intéressée à une ferme thérapeutique qui recevait des enfants autistes, en cure d'un mois, à la belle saison. Chaque semaine, je faisais mes huit heures de route pour aller y passer une journée. Par ailleurs, au cours des congrès ou conférences sur la zoothérapie, j'avais souvent rencontré Samuel Ross, fondateur de Green Chimneys Children' Services[1]. Toutes les conversations que j'avais pu avoir avec lui et son équipe avaient façonné dans mon esprit un modèle de basse-cour que j'espérais pouvoir développer, sans même être capable d'imaginer par quelles heureuses circonstances tout cela serait possible un jour. Il se trouve que les événements ont servi mon rêve. Je ne pouvais pas refuser une telle chance. C'est donc en pensant à lui que je me lançai dans la création de cet étonnant outil pédagogique, dont je sais me servir à bon escient grâce à ses conseils remplis de sagesse et d'humanité.

L'ASSOCIATION INTERNATIONALE POUR LA ZOOTHÉRAPIE

C'est au cours de cette période d'intense activité que le Dr Laetitia Masthias, médecin généraliste, me présenta Claire Barthès, rééducatrice en psychopédagogie et psychomotricité en milieu scolaire.

Notre rencontre fut pour moi le signe que le moment était venu de reprendre mon activité. Depuis un certain temps déjà,

1. Centre de conservation de la vie domestique et sauvage.

j'avais effectué les démarches pour créer l'organisme qui vit le jour le 8 avril 1992, sous le nom d'Association internationale pour la zoothérapie, sise à Hommes, dans le domaine de La Briche, en Indre-et-Loire.

Tout était donc en place pour que nous puissions commencer à travailler. Après m'être entretenue avec Claire, je fus certaine que nous formerions un vrai tandem, l'une étant le complément de l'autre. Son expérience des enfants en difficulté, sa sensibilité naturelle aux animaux faisaient d'elle un être prédisposé à la zoothérapie. Quand je lui exposai mes méthodes de travail, le but de mon action, elle me révéla que les animaux avaient toujours joué un rôle particulier dans son enseignement, notamment dans sa classe de perfectionnement.

« J'avais mis dans ma salle de cours un aquarium, habité non pas par des poissons rouges mais par des guppys, ainsi qu'une cage avec deux gerbilles, me dit-elle. Cela impliquait une certaine surveillance : vérifier la bonne marche de la pompe, changer l'eau et la maintenir à température égale, s'assurer du bon état des plantes aquatiques, nettoyer la cage, nourrir nos pensionnaires...

« Toutes ces occupations me permettaient de faire passer des données pédagogiques, comme l'élaboration d'un planning, démarche difficile pour des enfants qui se situent mal dans le temps et dans l'espace et qui ont des difficultés de socialisation. Pourtant tout ce programme s'accomplit avec une facilité déconcertante, malgré les exigences des élèves dans le choix de leur tâche.

« Chacun ayant les responsabilités qu'il s'était lui-même imposées, l'ambiance de la classe s'en trouva modifiée. Puis il y eut l'épisode du cochon d'Inde que nous avons élevé au biberon. Grâce au lait en poudre qu'il fallait mesurer avec précision et à l'eau qu'il fallait ajouter en juste proportion, j'ai pu faire passer les difficiles notions de pourcentage, de mesure et de poids ! Je me souviens aussi, me raconta Claire, de Marie, cette petite fille de la DDASS placée chez un couple qui aurait pu être de la génération de ses grands-parents. Elle arrivait chaque matin à l'école avec l'air triste et fermé. Aussitôt elle se dirigeait vers les deux lapins, qu'à ce moment-là nous élevions tous ensemble, elle en prenait un dans ses bras et allait se réfugier dans le coin réservé à la lecture. Là, elle le berçait, lui parlait à l'oreille. Au bout d'une demi-heure environ, elle le reportait dans sa cage et venait s'asseoir à sa place. Son visage avait changé, elle apparaissait plus détendue, elle était prête à travailler. Trente minutes avant la fin des cours, vers 16 heures, sa petite frimousse se crispait à nouveau, et elle allait rechercher le lapin, le câlinait jusqu'à l'heure de la sortie. Je pense que ces minutes de tendresse lui donnaient simplement la force de retourner à la maison. C'est ainsi que je me suis aperçue que, dans la relation à l'animal, il se passait quelque chose de subtil, d'indéfinissable. D'autre part, j'avais déjà remarqué que face à un petit animal, l'enfant acquiert de l'autonomie. C'est peu après, à l'occasion d'un déménagement, ajouta-t-elle, que je demandai à faire un stage de rééducatrice en psychopédagogie et psychomotricité, dans le cadre de l'École normale, et c'est ainsi que je suis devenue rééducatrice. »

Quand j'entendis ce récit, je ne doutai pas que Claire fût la partenaire idéale. Aujourd'hui, après deux années d'activités communes, sa collaboration entièrement bénévole m'est toujours acquise. C'est grâce à elle et au Dr Masthias que Vincent me fut adressé. C'était à l'automne de l'année 1992. Claire connaissait cet enfant pour l'avoir suivi en rééducation dans le milieu scolaire. « Il avait bien évolué me disait-elle, mais de nouveau les responsables scolaires me parlaient de lui. Il me semblait impossible qu'il continuât à travailler dans mon espace, il fallait qu'il en sorte, car, au bout d'un certain temps, des habitudes sont prises, qui affaiblissent l'efficacité de la rééducation. »

LE PREMIER ENFANT DE LA BRICHE

Avec l'accord du Dr Masthias, qui le suivait en tant que praticien, de l'orthophoniste qui le rééduquait, et avec, bien sûr, l'assentiment des parents, Vincent devint le premier enfant qui ait eu recours à Totoche depuis longtemps. C'était un bel enfant blond. Bien développé pour son âge, il avait l'allure d'un garçonnet décidé. Cependant, dans son regard qui effleurait furtivement les visages inconnus, on devinait une certaine fragilité, composée à la fois d'interrogation inquiète et de repli défensif.

Quand Vincent arriva pour la première fois à La Briche, il avait 5 ans. Il avait connu une entrée difficile dans la vie : apnée menaçante dès sa naissance, suivie, après que le danger se fut éloigné, de manifestations relationnelles désordonnées, tant du langage que du geste.

Seul enfant d'un couple jeune qui n'envisageait pas d'en avoir d'autres, il suscita chez ses parents une anxiété d'autant plus envahissante et lourde qu'ils attendaient de sa venue au monde une compensation heureuse aux épreuves qui les avaient marqués. En effet, dans son enfance, le père avait eu à combattre des troubles du langage et de la lecture. Confié assez tardivement à une orthophoniste, il était difficilement venu à bout de son bégaiement et de sa dyslexie. La mère, elle, avait rompu très tôt avec sa famille ; elle en reste aujourd'hui encore perturbée et se trouble dès qu'on lui en parle.

« Vincent, disent ses parents, a parlé très tard et a montré très rapidement qu'il ne savait pas se contrôler. Quand il jouait avec ses cousins, par exemple, il devenait très énervé, grimpait partout, faisait des gestes désordonnés. » Ce comportement se reproduisait chaque fois qu'il se trouvait avec d'autres enfants : chez la nourrice, par exemple, qui ne put le garder. La seule solution pour les parents fut de le confier à une mère de famille dont les enfants étaient eux-mêmes si bruyants et si turbulents qu'un de plus ne faisait aucune différence.

À la maison, seul avec ses parents, il se calmait et pouvait entreprendre les activités que tous les enfants de son âge ont couramment dans le cadre familial.

Comme on peut s'en douter, l'école fut un révélateur puissant qui poussa les parents à intervenir de façon active.

Dans le primaire, la maîtresse fit ce rapport au réseau d'aide de l'école[1] alors que Vincent avait 4 ans : « Enfant difficile à cerner. Par moment il semble ne pas comprendre ce qu'on lui dit. Très chahuteur. A du mal à être calme. Brutal mais pas agressif. Étonné qu'on le réprimande. » C'est à partir de ce signalement qu'il fut suivi par Claire. Le mot « étonné » employé par l'institutrice lui fit se poser beaucoup de questions, ainsi qu'aux spécialistes qu'elle avait invités à se pencher sur ce cas.

Comment fallait-il le comprendre, alors que l'enfant dans son foyer était habitué aux réprimandes, ses parents se montrant parfois répressifs quand il ne répondait pas à ce qu'ils attendaient de lui ; par exemple, quand « il ne se tenait pas bien », il pouvait être privé de jeu. Alors pourquoi était-il « étonné » ? Et quelle attitude voulait décrire ce terme ?

Pour apporter une réponse à la question posée, il fallut plusieurs séances de rééducation filmées en vidéo, que les spécialistes de l'Éducation nationale, réunis en groupe de contrôle, étudièrent avec soin. Ils arrivèrent à la conclusion que le mot « étonné » devait être traduit par « frappé de stupeur ». Par cet arrêt brutal des réactions, l'enfant reproduisait, sous une autre forme, l'apnée qui affolait ses parents. « C'est ainsi qu'il manipulait son entourage, commente Claire, il va de soi que la maîtresse le voyant ainsi prenait peur et était ensuite aux petits soins avec lui. »

Conclusion du professeur de psychologie de l'IUFM[2] : « En prenant le masque de la stupeur, l'enfant a trouvé une attitude qui impressionne : c'est un acte manipulatoire destiné à susciter la peur, qu'il a su utiliser avec sa mère d'abord, avec la maîtresse ensuite. »

Hypothèse et réactions de Claire Barthès : « C'est un enfant qui a été confronté à l'obsession des parents. Il a trouvé de façon fortuite une attitude qui lui donne le pouvoir, mais qui

1. Il s'agit d'une structure de l'Éducation nationale pour la prévention et l'aide aux enfants en difficulté, qui regroupe un psychologue, un ou plusieurs rééducateurs, un ou plusieurs maîtres spécialisés.

2. Institut universitaire pour la formation des maîtres.

ne fonctionne qu'avec un interlocuteur de nature obsessionnelle. N'étant pas obsessionnelle dans ma relation avec les enfants, je ne déclenchais jamais chez lui ce type de réaction et il ne pouvait donc pas me manipuler, c'est pourquoi j'ai mis un certain temps avant de découvrir le mécanisme de son comportement. Mais sa nature manipulatrice a su s'adapter et a quand même triomphé. En effet, il semait un tel désordre dans le groupe de travail où je l'avais inséré que j'ai dû me résoudre à l'en exclure et à le recevoir seul. Conclusion : Vincent est un enfant intelligent qui analyse spontanément son environnement et qui trouve toujours la façon d'agir sur celui-ci. »

La première année de rééducation scolaire, riche en événements, avait surtout permis de peaufiner le diagnostic et de socialiser l'enfant. Mais les efforts assidus de l'orthophoniste n'avaient pas été suivis des résultats escomptés, le vocabulaire de Vincent restait très rudimentaire.

À La Briche, où se pratique une rééducation assistée par l'animal, les règles à respecter ne sont plus directement dictées par l'humain (père, mère, instituteur, psychologue...), mais sont transmises par un médiateur bien éduqué et savamment dirigé, intelligent, sensible et attendrissant, en l'occurence la petite chienne Totoche. Comment Vincent allait-il se comporter dans ce contexte ?

Je suis d'accord avec Claire pour reconnaître que la première séance à La Briche prit d'emblée une allure particulière. Dans la salle de travail nous avions déposé tous les éléments ludiques permettant à un enfant de s'exprimer (briques de construction en mousse, cordes à sauter, balles, etc.). Dès qu'il vit les cordes, Vincent s'en saisit et commença à se ligoter.

« Cette obsession de l'entrave, observa Claire, devait correspondre aux interdits qu'il rencontrait chez lui. Ses parents avaient dû lui recommander de "bien se tenir", donc de ne pas bouger. Quel meilleur moyen d'y parvenir que de se ligoter ? »

Quand enfin il s'occupa de Totoche, ce fut pour la mettre en laisse au bout de la corde même dont il s'était délivré, et l'emmener se promener dans le jardin, attentif à ce qu'elle ne se prenne pas les pieds dans cette bride improvisée. Avec sollicitude, il construisit ensuite « pour Totoche » une maison en briques de mousse dans laquelle il voulait l'enfermer, non sans avoir pris soin de prévoir un tapis pour son confort.

À cette époque, Vincent ne supportait pas qu'on le touche. Et, au début de cette première expérience de zoothérapie, il refusa obstinément de brosser Totoche et de la caresser. Ce n'est qu'à la fin, séduit et rassuré par la douceur enjouée de la chienne, qu'il entreprit le brossage de cette petite boule de poils, docile et chaude, prête à la toilette quelle que soit l'heure de la journée. Même s'il n'alla pas jusqu'à lui prodiguer des caresses, cette ouverture au contact marquait déjà une évolution, et cela se manifesta dès son premier passage à La Briche. Avant de partir, l'enfant parla spontanément de sa prochaine venue : « La prochaine fois, Vincent brossera Totoche et il ira voir la "petite ferme". »

« Nous constations avec joie qu'il était capable de former un projet. C'était un enfant qui montrait de la suite dans les idées et, la semaine suivante, il ne manqua pas d'apporter un gâteau pour Totoche. Mais nous remarquions également qu'une fois de plus il parlait de lui à la troisième personne ! », raconte Claire. Il reproduisait ainsi l'habitude de ses parents de ne jamais s'adresser à lui en employant le « tu » habituel. Ceux-ci continuaient à lui parler à la troisième personne, ainsi qu'on le fait parfois avec les enfants en bas âge : « Vincent doit faire ceci » ou « Est-ce que Vincent va faire cela ? » Aussi, quand ils se mirent à lui dire « tu » — sur le conseil de la rééducatrice — le jeune garçon ne sut faire autrement que d'utiliser la deuxième personne pour se désigner. Dès qu'il put enfin dire « je », son langage commença à se construire et peu à peu, très progressivement, son vocabulaire s'enrichit.

Après la première séance, Claire écrivit ce commentaire : « Pas de problèmes d'adaptation, semble accepter avec plaisir de venir, mais ne peut pas toucher le chien, énormes difficultés à se maîtriser, refus des consignes, transgression systématique, beaucoup de cris, incapacité à choisir. »

Ensemble nous avons défini les premiers objectifs à atteindre :

- Adéquation du geste et de la parole.
- Respect des consignes.
- Acceptation du contact.
- Travail sur le nom.

L'institutrice nous avait en effet signalé que Vincent ne savait pas écrire son prénom. Dès la deuxième séance, Claire le fit travailler sur le nom de Totoche, il l'écrivit maladroitement mais sans trop de mal. Ce jour-là encore, il fit un dessin « pour Totoche ».

Dans les jours qui suivirent, la maîtresse nous avertit qu'il écrivait désormais son prénom correctement ! « J'avoue, dit Claire Barthès, qu'un résultat comme celui-là est surprenant. Moi-même je n'en espérais pas tant. »

Ses dessins n'étaient au début que des gribouillages informes, des points disséminés sur la page, les couleurs étaient froides et noires. Il fallut attendre février 1993 pour qu'il fût en mesure de représenter une maison, mais elle restait vide, avec des fenêtres garnies de barreaux. Quand on insistait pour qu'elle fût habitée, il y mettait des animaux, plus tard des fleurs et, toujours, des grilles. Ce n'est que sollicité par Claire qu'il consentit — en avril 1993 — à dessiner papa et maman. Il les représenta couchés dans leur chambre au grenier.

Selon le vœu qu'il avait exprimé avant de nous quitter à la fin de sa première séance, Vincent visita la ferme quand il revint le mercredi suivant, et je lui montrai comment peigner Totoche. Il m'imita avec douceur, à gestes mesurés et contrôlés, alors que son dysfonctionnement le prédisposait aux mouvements désordonnés et brutaux, agrémentés d'émissions vocales bruyantes et informes. Mais dès qu'il approchait la chienne, tout en lui s'adoucissait.

Les séances de rééducation à La Briche s'articulent autour de deux pôles : le travail fait en tête-à-tête avec la psychologue, l'écriture, le dessin, les jeux éducatifs, etc. et l'approche des animaux, que ce soit la petite chienne ou les animaux de basse-cour. Vincent mit du temps avant d'aimer s'occuper des poules et des canards, des oies et des dindons. « Je dois dire que chez lui il y a des poules, fit remarquer Claire, il est possible que leur donner du grain prenne l'aspect d'un travail plutôt que d'un jeu. »

Les vacances de la Toussaint arrivèrent vite. Au retour, l'enfant montra une agitation extrême et refusa tout en bloc. Nous retrouverons cette attitude à chaque retour de vacances. Mais, au bout d'une demi-heure, il s'apaisa un peu et donna un baiser à Totoche.

La semaine suivante, il était calme et en fit lui-même la remarque : « Ça fait du bien d'être au calme. » À coup sûr, cette réflexion reflétait une évolution profonde. Le 18 novembre, il put me regarder dans les yeux, en face-à-face, et accepta la légère caresse que je lui fis sur la main. Avec la chienne, ses gestes restaient doux et mesurés. Ce jour-là, il ne voulut plus partir.

L'évolution se confirma tout au long du mois de décembre : il commença à plaisanter et il était capable de se tenir un long moment à une même activité, « jusqu'à une demi-heure ». Mais ses dessins ne changeaient pas, le noir y dominait encore, ainsi que le gribouillage.

Le retour des vacances de Noël fut tout aussi catastrophique que celui de la Toussaint. La semaine suivante, néanmoins, il fit montre d'un progrès réel. Son autonomie s'accentuait : il prenait des initiatives pour prendre soin des animaux de la ferme, ce qu'il appelait « faire son travail ». En mai 1993, cette progression s'était suffisamment affirmée pour que nous décidions, Claire et moi, de passer à l'étape suivante : la socialisation.

Ce travail devenait impératif et nous avons alors multiplié les occasions de rencontre entre Vincent et Christophe, un autre enfant qui nous était arrivé, Léon, mon petit-fils, et quelques enfants du village.

La première mise en œuvre, en février 1993, de ce programme fut un repas avec Léon : catastrophique ! Vincent parla grossièrement, mangea salement et gloutonnement, salit ses vêtements, fut nerveux et agité.

Quelques temps après, fin mai 1993, la tentative fut renouvelée ; les jeunes invités déclenchèrent chez lui les mêmes réactions désordonnées. Une séance de photographies suivit le repas, Vincent joua les vedettes et ignora les autres.

« Je pense qu'au cours de ces deux premières expériences Vincent a voulu démontrer qu'il était chez lui à La Briche et qu'il pouvait agir à sa guise », commenta Claire.

Cette réunion mémorable fut cependant suivie d'un progrès considérable : son autonomie s'affirma — il décidait lui-même de son emploi du temps. Il prit l'habitude de dire en arrivant : « Je commence par faire mon travail », c'est-à-dire changer l'eau des poules et des lapins, leur donner à manger. Il s'activait avec un plaisir manifeste, savait où aller chercher les produits, remettait les ustensiles à leur place. Le tout était fait impeccablement et sérieusement. Dans cette activité, il faisait preuve d'un comportement très mature qui étonnait beaucoup les personnes de passage. Par ailleurs, ses dessins prenaient des couleurs et s'organisaient de mieux en mieux, avec des fleurs aux teintes vives, des animaux — mais de personnages, point.

Quand, deux semaines plus tard, on lui montra les photos prises en mai, l'enfant ne s'intéressa qu'à celle où il posait seul. Comme on lui faisait cadeau de la photo de groupe, il manifesta sa déception et voulut la découper pour éliminer ses copains. Ce jour-là, il reprit les cordes pour se ligoter comme au début. « Ce retour au fait marquant de la première séance signe en général une fin de rééducation », me dit Claire.

Pour clore cette année scolaire 1993, juste avant les vacances d'été, une fête fut organisée, à laquelle participaient Christophe et quelques enfants du village. Vincent se conduisit très correctement, se tint bien, se leva pour aider à faire le service, participa aux activités communes : il ne montrait ni provocation, ni refus de communication.

« Pour nous, commenta Claire Barthès, Vincent a bien évolué. En ce qui concerne ses difficultés de lecture, on peut poser l'hypothèse d'un secret de famille, ce que viendrait étayer le manque de personnages sur ses dessins : l'enfant devine qu'il y a quelque chose qu'il ne doit pas savoir et qu'il risquerait de découvrir s'il savait lire. C'est un cas plus fréquent qu'on ne le pense. Sa sociabilité, lors de la fête de fin d'année, a démontré qu'il pouvait surmonter ses handicaps. Cependant dès qu'il se retrouvera en difficulté, on peut supposer que ses symptômes réapparaîtront. C'est pour cela que cette année il a été dirigé sur le CMPP (Centre médico-psychopédagogique), où les thérapeutes ont proposé un suivi individuel et une thérapie familiale. »

Au cours des premières semaines de notre collaboration, Claire et moi apprîmes à nous connaître et à nous apprécier. Chaque rencontre renouvelait ma conviction que nul ne pouvait mieux qu'elle m'accompagner dans cette nouvelle aventure. D'ailleurs très vite, s'impliquant sérieusement, elle se choisit une petite chienne lhassa hapso, Hitti, pour l'éduquer et en faire un animal de zoothérapie, comme l'est Totoche.

Ce travail que Claire accomplit le mercredi avec moi, elle le fait en tant que bénévole, sans abandonner son poste de rééducatrice de l'Éducation nationale.

Ainsi nous avons structuré les séances de zoothérapie en deux parties. La première, qu'elle anime, est consacrée à la thérapie proprement dite : jeu, lecture, dessin, écriture... Ensuite nous intervenons en duo, Claire me donne parfois la réplique et note les réflexions des enfants, leurs attitudes, de manière que le rapport de chaque séance soit détaillé et précis, seule méthode pour nous de mesurer les progrès ou les régressions éventuelles. La seconde moitié de la thérapie est donc réservée aux animaux : brossage, dressage, promenade en laisse. Puis vient la visite à la ferme et les soins apportés à la volaille : donner du grain, remplir les gamelles d'eau propre ou admirer les petits poussins qui viennent de naître, assister éventuellement à l'éclosion d'un œuf. Depuis peu, j'ai ajouté à ces activités celle de jardinage, qui consiste à déposer quelques graines dans des pots remplis de terre, à les porter dans la serre et à attendre semaine après semaine de voir poindre la pousse qui donnera un légume ou une fleur.

Bon nombre d'enfants qui viennent en consultation de zoothérapie sont instables, éprouvent des difficultés de concentration, ne peuvent parfois se tenir à une occupation pendant plus de cinq minutes. Or, on constate que les manifestations enjouées et affectives de l'animal que l'on soigne, du chien surtout, que la petite pousse verte qui sort de terre après avoir été impatiemment espérée apportent une réponse gratifiante aux actes des enfants, les stabilisent et les encouragent à persévérer.

RETROUVER LA RÉALITÉ

L'évolution de Christophe illustre bien ce cheminement de l'enfant qui s'extrait avec lenteur de l'illusoire et du vide de la non-perception de lui-même pour s'ancrer peu à peu dans une réalité tangible, où il apprend à trouver sa place.

Depuis l'âge de 6 ans, Christophe est suivi à l'hôpital Bretonneau de Tours par l'équipe de pédopsychologues Lelord-Sauvage.

C'est sa mère, conseillée par une amie, qui me téléphona un jour. Avec Claire, je la rencontrai en avril 1992, juste avant les vacances de Pâques. Elle nous raconta l'histoire de son fils.

La naissance de Christophe était intervenue longtemps après celle de la troisième fille de leur couple. Ils habitaient alors à Saumur où le mari était chirurgien-dentiste. Le bébé avait 6 mois quand la mère découvrit, elle-même, l'autisme de son fils. En tant que psychomotricienne pour enfants handicapés mentaux légers, elle savait être attentive à tous les détails et elle constata rapidement un retard du développement moteur.

L'enfant n'avait de relations réelles qu'avec sa mère. Relations de type fusionnel qui faisaient dire à cette dernière : « Moi je pense les choses et Christophe les exprime. »

Il avait 7 ans quand, lassée des allers retours réguliers Saumur-Tours pour le conduire à l'hôpital, elle décida d'aller vivre à Tours ; le père restait à Saumur, et ne rejoignait sa famille qu'un jour par semaine et durant le week-end.

Déjà planait une menace de divorce dont nul n'osait parler à l'enfant. Un jour cependant, sa mère lui demanda : « Est-ce que tu aimes papa ? » « Plus trop », répondit-il. Réalité ou complaisance envers sa mère ? Car il ajouta : « La vie est dure, hein ? » Sans doute en devinait-il plus qu'il n'y paraissait.

Christophe allait en classe de CM1, à l'école Molière où il était entré, après avoir fréquenté la classe de perfectionnement, grâce à un contrat d'intégration signé entre l'hôpital et l'établissement scolaire. Ses parents avaient toujours résisté à son inscription dans un IME (institut médico-éducatif) comme le proposait l'hôpital.

Christophe en était là de son chemin de vie quand il arriva à La Briche pour la première fois. C'était un enfant manquant de tonus, qui se tenait mollement, les bras pendants, marchant comme s'il allait tomber en avant. Il parlait beaucoup et envahissait l'espace de ses connaissances livresques, tenant des discours pseudo-scientifiques aberrants et délirants. Il faisait montre d'un savoir encyclopédique phénoménal. Mais il fuyait le regard et refusait tout contact. Il affirmait bien haut que tous les hommes étaient nuisibles. Le verbe « détester » revenait souvent dans son langage. D'ailleurs il détestait beaucoup de choses en paroles, ce qu'il concrétisait éventuellement en gestes, en piétinant avec violence les orties, ou une boîte qu'il trouvait sur son chemin, par exemple.

Ses sentiments étaient paradoxaux. Sa mère nous avait demandé de l'admettre en zoothérapie pour qu'il ait l'opportunité de s'accorder des moments de répit, de rompre avec son verbiage permanent. C'est elle qui nous soumit les objectifs à atteindre que nous acceptâmes :

- Être responsable d'une tâche de plus en plus compliquée avec des impératifs de rythme.
- Stimuler la motricité globale en lui demandant des efforts physiques.
- Favoriser l'intégration des consignes de la semaine en les lui remettant par écrit pour qu'il s'en imprègne.

Les moyens :
- Les soins aux animaux.
- Le travail de jardinage.

Dès le début, Christophe se sentit attiré par Hitti. Les deux premières séances se passèrent dans un flot verbeux difficile à endiguer.

À la troisième rencontre, néanmoins, nous assistâmes à un changement d'attitude réel. Ses rapports avec les chiens devinrent différents, il les touchait, les caressait, mais restait agité et bavard. Je ne peux pas dire qu'il réussissait vraiment à les brosser, même s'il faisait quelques tentatives — c'est-à-dire qu'il se saisissait de la brosse, la passait négligemment sur le dos de Hitti et repartait gesticuler ailleurs, car il ne pouvait pas soutenir son attention pendant cinq minutes. Jamais il ne s'asseyait, et il restait en mouvement incessant.

À la cinquième séance, il nous étonna : il s'assit sur le canapé et demeura calme et silencieux plusieurs minutes. De lui-même, il constata qu'il était agréable de se reposer.

Au début de chaque séance nous introduisions une consigne, toujours la même : réaliser un dessin. Entreprise difficile, car il refusait les contraintes. Ce ne furent d'abord que quelques traits noirs, maladroitement tracés sur une grande feuille blanche. Un an après, en mai 1993, Christophe nous dessinait un paysage fort bien construit, lumineux et coloré, avec des personnages, stylisés certes, mais présents.

Avant d'en arriver là, il y eut les tentatives d'intégration au groupe. On retrouve bien sûr le fameux déjeuner, en février 1993, avec Léon, auquel Vincent participait. Christophe ne cessa de se dire choqué par l'attitude de Vincent à table et par ses paroles grossières. « Il n'est pas poli », disait-il. Il fit néanmoins de gros efforts de communication. Sa tenue fut irréprochable, il resta sagement assis et déclara que les plats étaient délicieux, mangea de tout — alors que sa mère nous avait signalé que les repas « étaient un calvaire », car il n'aimait rien et monopolisait l'attention sans relâche !

Cette période d'une dizaine de mois fut un mélange de progrès et de stagnation. Il continuait en effet de proclamer les hommes nuisibles à la nature et semblait ne pas s'intéresser aux animaux de la ferme, si ce n'est au paon, pour la beauté de ses plumes, qu'il aurait aimé arracher, « parce qu'elles sont belles ». Pourtant, quand il apprit qu'au prochain déjeuner où il était convié il y aurait du poulet au menu, il dit qu'il ne fallait pas manger *nos* poulets mais ceux du supermarché.

Le divorce de ses parents se précisait, mais il en parlait peu. Son attitude avec sa mère restait très provocante, alors que ses contacts avec Claire et moi-même étaient excellents. C'est spontanément qu'il nous embrassait en arrivant et en partant. Il était devenu câlin avec les chiens, Hitti surtout qu'il cajolait, berçait, ne reculant à son égard devant aucune manifestation de tendresse.

Fin juin sonna la cloche des grandes vacances et le début d'une longue séparation.

À la rentrée de 1993, la mère de Christophe nous déclina les changements qu'elle avait recensé : son attitude à table posait moins de problèmes ; il ne prétendait plus ne pas aimer un mets avant de l'avoir goûté. Et elle l'avait surpris assis dans le jardin en train de cajoler le chat, de le caresser, alors qu'auparavant il le détestait. Elle en était émue aux larmes.

Cette fois encore elle nous proposa des objectifs : elle désirait que nous imposions plus de contraintes à l'enfant et que les activités de groupe soient plus fréquentes, car Christophe continuait à mal supporter ses camarades de classe.

Nous adoptâmes ce programme, pensant qu'il était conforme aux progrès enregistrés.

Christophe nous revint en pleine forme, heureux d'être de retour à la Briche. Il avait changé, grandi, et il semblait très à l'aise. Il avait aussi acquis une certaine fermeté de mouvements et d'allure.

Le dernier trimestre de l'année 1993 fut marqué par le divorce de ses parents. Tous les quinze jours, Christophe allait donc passer le week-end chez son père et en éprouvait de l'angoisse. Il craignait surtout que celui-ci, en bon dentiste, ne veuille lui soigner les dents. Il nous parlait désormais de ses craintes sans détours. Nous constations que son discours se libérait de son savoir encyclopédique, pour mieux traduire ses états d'âme.

Un petit Mathieu était venu agrandir le cercle des enfants de La Briche et parfois, nous accueillions une petite Camille qui aimait venir passer l'après-midi avec nous. J'ai toujours encouragé les visites de quelques jeunes voisins : non seulement elles m'étaient agréables mais elles permettaient à Claire et à moi-même d'observer les réactions de nos enfants face à un événement inattendu et de tester leur capacité relationnelle. Christophe, ce jour-là, apprécia la présence de ses deux compagnons et s'occupa d'eux en grand frère.

Les consignes que la mère nous avait suggéré d'appliquer étaient judicieuses, car Christophe passait parfois par des phases de grande indolence et il fallait le solliciter avec insistance pour qu'il participe aux activités habituelles. Son instabilité, faite d'impatience et même d'intolérance, se manifestait aussi avec plus d'amplitude qu'avant, alors qu'elle s'était, pour un moment, atténuée. Le jeune garçon retrouvait son besoin de bouger sans cesse, une évidente fatigabilité et un grave manque d'attention.

Au cours d'une de ces périodes, il manifesta également une réelle contradiction entre ses paroles et ses gestes : il n'acceptait pas, par exemple, que l'on tue les mouches : « Il faut protéger la nature », disait-il, et quelques minutes après, il écrasait furieusement un ou deux insectes.

Notre « troupeau » s'était enrichi de deux petits lapins nains, que nous élevions à la maison. Les enfants leur donnaient à manger des carottes ou des grosses feuilles de choux. Christophe se prit très vite d'affection pour ces nouveaux pensionnaires, posa beaucoup de questions à leur sujet et en sortait volontiers un de sa cage pour le câliner.

Mi-décembre, il y eut un déjeuner qui réunit filles et garçons autour de notre table. Christophe adopta une attitude très correcte, si ce n'est que, brutalement, il se servit d'un plat à pleines mains, d'un geste vif et inattendu. L'après-midi se termina avec de gros câlins au lapin, Christophe éprouvant subitement le désir d'échanger le sien avec celui de Camille, qui accepta.

Ces repas aussi sont l'occasion de mesurer l'adaptation de chacun de ces enfants à une vie sociale qu'ils ont tendance à refuser. La présence de mon mari Jacques, qui déjeune avec nous, fait sur les enfants une forte impression. Nous nous sommes aperçus que cette reconstitution d'une table familiale équilibrée et harmonieuse plonge ces enfants tourmentés dans une ambiance apaisante. Ils ne craignent pas d'adresser la parole à Jacques, qui sait leur répondre avec humour et bon sens, en respectant leur âge et leur personnalité.

Nous avons très vite constaté que Christophe recherchait le dialogue avec Jacques, que l'enfant devenait très calme quand il était avec lui, plus posé dans ses paroles et ses gestes.

Au début de l'année 1994, Claire notait dans ses rapports : « Enfant fatigué, mais câlin et non agressif. » Il avait acquis une bonne stratégie au jeu du « labyrinthe », participait au travail sans se faire prier et s'intéressait de plus en plus à ses plantations. Nous lui avions dit qu'il avait le « pouce vert », car ce qu'il semait poussait vite et en abondance. Aussi allait-il volontiers constater lui-même les progrès de ses cultures. Ce talent que nous lui avions reconnu le ravissait, il se sentait valorisé par ses actes, le tangible l'aidait à se construire et il éprouvait beaucoup moins la nécessité à se faire valoir par ses connaissances livresques.

Le début du mois de mars marqua un tournant dans l'évolution de ce garçon. Il revenait de vacances, pendant lesquelles il avait passé trois jours avec son père, à Paris. Ensemble, ils étaient allés au palais de la Découverte et Christophe en gardait un merveilleux souvenir.

Ce jour-là, à La Briche, après la thérapie d'usage qui se passa très bien, Jacques emmena les enfants, c'est-à-dire Léon, son petit-fils de passage en Touraine, Mathieu et Christophe, faire une partie de football sur le terrain de sport du village. Christophe n'accepta de jouer que s'il se trouvait dans le camp de Jacques. Tout le monde étant d'accord, la partie fut superbe ! Quand ils revinrent, c'est un autre Christophe qui rentra dans la pièce : il était rayonnant, ses yeux pétillaient, il était encore rouge d'avoir couru, son bonheur remplissait l'espace.

Après cette journée, le changement se poursuivit, ses relations avec sa mère devinrent plus faciles, son attitude à l'école se modifia — on constata une meilleure intégration, une plus grande attention.

C'est peu après qu'il passa à l'hôpital les tests de contrôle habituels. Les spécialistes furent surpris de constater à quel point sa capacité de concentration avait progressé — il avait pu rester une bonne demi-heure assis et répondait à leurs questions calmement. Jamais il n'avait réalisé auparavant une telle performance.

Lors des séances suivantes, il se tint occupé à l'intérieur pendant une heure ; entre la thérapie avec Claire et le brossage des chiens, les soins aux lapins, le temps passa sans qu'il éprouvât le besoin de se disperser. Il fut également capable de travailler pendant un bon moment dans le potager sans se lasser — ce qu'il est toujours en mesure de faire aujourd'hui.

Notre grande préoccupation, désormais, est bien sûr de consolider tous ces progrès, mais surtout de l'aider à structurer son langage. À chacune de nos rencontres, Claire lui lit un conte qu'il doit ensuite me répéter. Le premier récit qu'il me fit était fort confus, car il voulait tout dire en même temps et arriver à la fin avant même d'avoir commencé. Beaucoup d'enfants sont ainsi. Mais celui-là montre un peu plus de difficultés que d'autres à concrétiser sa pensée, et il est nécessaire de l'aider. Étant intelligent, il comprend fort bien le mécanisme à mettre en œuvre pour organiser ses idées, et ce sont des histoires de mieux en mieux structurées qu'il raconte maintenant.

En décembre 1993 nous vint Mathieu. Claire le connaissait bien pour l'avoir suivi, ainsi que sa petite sœur Fanny, dans le cadre de l'assistance scolaire. Mais ce fut pour me parler du garçon que la mère et la grand-mère prirent contact avec moi.

« Mathieu est un enfant de 11 ans. Il est atteint de myopathie, me révéla Claire, et c'est en fauteuil roulant qu'il se déplace depuis l'été 1993. Quand je l'ai vu pour la première fois, il y a deux ans, il marchait encore bien. L'école me l'envoyait pour retard scolaire dû à un manque d'intérêt et de volonté. Ses relations avec ses camarades étaient difficiles et il souffrait, à n'en pas douter, de repli sur soi et d'une grande solitude. En 1992, il commençait à ne plus pouvoir marcher que sur la pointe des pieds, et il fut opéré. L'intervention lui permit de se déplacer de nouveau correctement, mais en novembre de la même année, il tomba et se cassa la jambe. Après quoi, malgré des cures et des soins attentifs, il ne retrouva pas sa mobilité. »

À aucun moment la mère et la grand-mère ne prononcèrent le mot myopathie. Pour elles, la maladie semblait ne pas exister. Néanmoins, il m'apparut que Mathieu était un enfant très bien suivi par l'hôpital pour enfants de Clocheville, qu'il bénéficiait des soins d'une kinésithérapeute, avec laquelle il pratiquait une rééducation en piscine trois fois par semaine, et d'une orthophoniste, chez qui il se rendait deux fois par semaine.

J'appris aussi que ses parents travaillaient dans la même entreprise. Leurs horaires décalés rendant difficile toute vie familiale régulière favorable aux enfants, ceux-ci vivaient chez leur grand-mère. Le père, libre l'après-midi, les récupérait à l'école, mais il rencontrait de grandes difficultés pour leur faire faire leurs devoirs. Après le dîner, pris à la maison, les deux enfants s'en retournaient dormir chez leur grand-mère. Cette dernière, par sa force de caractère et son autorité, semblait tenir un rôle important dans la vie de la famille.

Avant de recevoir Mathieu pour des soins zoothérapeutiques, Claire eut avec son maître d'école un entretien dont il ressortait ceci : l'enfant présentait un retard scolaire important, puisqu'à 11 ans il était en CE2. Or, sa mobilité réduite, qui datait de six mois environ, ne pouvait tout expliquer. Si l'année précédente Mathieu faisait encore quelques efforts, cette année il ne voulait en faire aucun ; le maître cherchait à l'aider et tenta de l'initier à l'ordinateur, mais sans succès. Rien ne le stimulait. Par ailleurs, il n'avait plus de copains.

Ce fut donc un gamin désabusé, solitaire, que nous reçûmes un après-midi de décembre à La Briche.

Les premiers objectifs à atteindre se résumaient ainsi :

- Retrouver le goût du travail.
- Améliorer ses relations aux autres.
- Entretenir la force de ses membres supérieurs.

Très vite nous comprîmes que le jardinage l'intéressait plus que les animaux. Il ne demandait pas à prendre le chien sur ses genoux, mais en revanche, il aimait caresser les lapins. Le premier dessin qu'il réalisa avec Claire révéla qu'il éprouvait des difficultés à gérer son temps. Il voulut en effet remplir la page de petits carrés de différentes couleurs. Dans les dix minutes imparties à cette activité, il ne put réaliser son projet, et lors de la rencontre suivante il demanda à le reprendre. Claire n'ayant pas accepté, il dessina alors un tracteur chargeant des bottes de foin. La machine était enfouie dans la boue jusqu'aux essieux ! La troisième fois, il fit un clown auquel il refusa de donner des jambes ; tout en le crayonnant, il se remit à parler comme un bébé : « Moi fais carré le ventre », dit-il. Alors Claire traça une grosse larme sur la joue du clown. « Il pleure parce qu'il n'a rien pour jouer. Il est triste parce qu'il n'a pas de compagnons », commenta l'enfant.

Dès sa première séance, Mathieu rencontra Christophe et Camille. Aussitôt il se montra directif : Christophe, fais-moi ceci, Camille, donne-moi cela. Avec les adultes, il pouvait être sec et faire fi de toute formule de politesse, notamment avec notre stagiaire, Noella. Vint un jour où je dus rappeler quelques règles élémentaires de savoir-vivre — qu'il comprit fort bien. Il va de soi qu'avec Claire et moi-même il prenait soin de maîtriser le ton et la teneur de ses propos. Sa vivacité, quelque peu brutale parfois, se révélait aussi dans ses gestes ; pourtant, avec Totoche, il savait être doux.

Malgré ses inégalités d'humeur, Mathieu fut bien accepté par Christophe et Camille et, manifestement, il aimait se trouver en leur compagnie. Assez vite une certaine complicité s'installa entre les deux garçons. Dès les 26 janvier, nous décidâmes d'objectifs nouveaux :

- Poser des limites à son comportement excessif.
- Lui faire prendre conscience de chacune de ses paroles autoritaires ou de ses gestes agressifs.

Après la troisième séance à La Briche, fin janvier 1994, Claire rencontra de nouveau le maître, qui lui annonça que Mathieu s'était remis au travail, qu'il s'appliquait beaucoup en écriture. En mathématiques, il faisait des progrès en numération, et son niveau de lecture était honorable, avec une bonne compréhension globale des textes, la grammaire et la conjugaison présentant encore pour lui de grosses difficultés. Ce bilan marquait déjà un progrès, mais il fallait reconnaître que, par ailleurs, il restait désespérément seul, sans copains. Les relations qu'il tentait d'instaurer étaient maladroites, faites à la fois de tyrannie et de marchandage — il essayait de s'attirer les bonnes grâces des uns ou des autres par des bonbons, des chewing-gums, des billes, etc.

Quand je rencontrai sa mère et sa grand-mère, elles se montrèrent confiantes et me rapportèrent les propos de Mathieu, qui se disait heureux de ses après-midi à La Briche. Avec sa sœur, il commençait à développer de meilleures relations, mais avec son père, ses rapports restaient hélas très agressifs.

Il y eut en mars une séance de dessin significative. Le temps était ce jour-là clément. Mathieu et Claire s'étaient installés sur la table de la terrasse. Ils travaillaient à deux, chacun dessinant une tête. « Quand la sienne fut terminée, me rapporta Claire, il la barbouilla puis il dit : “Je vais lui faire un ventre”, mais, au lieu de cela, il la redessina, souriante et avec de nombreuses oreilles qui, en fait, finirent par être elles aussi des têtes. Il me dit alors, s'identifiant visiblement à son dessin : “Je suis plus fort que toi parce que j'ai plus de têtes.” »

« J'y voyais là, poursuivit Claire, le signe d'un réinvestissement des valeurs intellectuelles, alors que, au dire du maître, il s'intéressait à peu de choses. » Dans les jours qui suivirent, nous avions de celui-ci la confirmation de progrès marquants chez cet enfant depuis quelques semaines.

Parallèlement, son comportement avec Noella devint plus civil. Le ton autoritaire sur lequel il s'adressait à elle changea.

Il adoptait désormais des expressions plus douces et lui demandait, par exemple, de « bien vouloir l'aider » à se déplacer. Il se mit aussi à faire de gros efforts pour bouger son fauteuil lui-même, pour passer sur une chaise sans assistance, ou pour s'habiller seul.

Il semblait accepter son handicap et se montrait capable de le surmonter en s'investissant physiquement pour mieux tirer parti de ses possibilités. Et, surtout, son attitude envers son père commençait à évoluer. Mathieu se montrait moins agressif, moins despotique et en même temps très fier de lui raconter en détail ses activités à La Briche.

Ses progrès et son autonomie s'affirmaient de semaine en semaine. Début mai, alors que Christophe et Camille étaient là, assis par terre, s'apprêtant à brosser Totoche, il se laissa doucement glisser de son fauteuil sur le sol pour les rejoindre. Après quoi, il retourna seul à son fauteuil, n'acceptant de l'aide que pour se hisser sur le siège. Christophe s'enhardit alors à lui poser des questions sur son handicap. Il m'apparut nécessaire d'intervenir : « Mathieu peut choisir de ne pas répondre », dis-je aux deux garçons. Ce fut en effet ce qu'il préféra.

La semaine suivante, après les petits exercices d'usage, les trois enfants se trouvaient réunis autour de la piscine. Il se dégageait de leurs gestes, de leurs paroles, de leurs attentions mutuelles, un esprit de groupe naissant extrêmement nouveau. Les échanges entre eux étaient de plus en plus spontanés. Mathieu affirma sa volonté d'autonomie en accomplissant de gros efforts pour entrer et sortir de l'eau comme les autres, pour se hisser sur une chaise longue, et Christophe, qui affichait pourtant une certaine indolence, retrouva sa vitalité pour s'occuper de Camille, à qui il entreprit d'apprendre à nager.

Ce lien que je voyais se tisser entre ces gamins constituait une avancée encourageante dans le processus de socialisation qui leur avait été, jusqu'à présent, parfaitement étranger.

LA MAISON DE RETRAITE DE LANGEAIS

Les enfants ne sont pas les seules personnes concernées par la zoothérapie, les adultes le sont aussi, et particulièrement les personnes âgées. Je le savais déjà. Mon expérience aux Mistrais, maison de retraite de Langeais, me le confirmait.

J'eus la bonne fortune de rencontrer un jour M. Gaillard, maire de Langeais, qui me mit en relation avec la directrice de cet établissement.

Et c'est ainsi qu'en 1992, il y eut une première prise de contact, suivie de quelques séances de zoothérapie. Un changement de direction interrompit nos visites. Mais elles reprirent en janvier 1994, dans le cadre d'un vaste plan établi par le nouveau directeur, M. Tartarin.

Celui-ci constata dès son arrivée que le désœuvrement auquel s'abandonnaient la plupart des résidents ne pouvait que nuire à la qualité de la vie du corps et de l'esprit. Il mit donc à l'étude un projet d'ateliers : travail de la mémoire ; détente corporelle ; travaux manuels tels que le canevas, le tricot ou la pâte à sel... Cette réalisation, qui exigeait le consensus du personnel et des pensionnaires, demanda une année entière de réflexion et de débats, car il fallait, pour qu'elle aboutisse, bousculer beaucoup d'habitudes. La zoothérapie se trouva réservée aux personnes les plus atteintes dans leur mobilité physique ou mentale.

Ainsi, avec Claire et Totoche, nous nous rendons désormais régulièrement dans cet établissement.

La première séance fut en quelque sorte une séance « portes ouvertes », c'est-à-dire que toute personne désirant venir voir Totoche pouvait se joindre au groupe. Elles affluèrent. Bientôt nous fûmes vingt-cinq ! Dans ce contexte, il nous apparut impossible de donner un sens zoothérapeutique à nos rencontres, chacun ne voyant que le côté ludique de notre présence. Or, nous avions prévu une activité constructive, avec des objectifs à atteindre, comme nous le faisons toujours. Il nous fallut donc choisir les plus défavorisés parmi les candidats, ceux et celles qui ne pouvaient pas, pour cause de déficience, participer à un autre atelier. Sept personnes furent retenues, cinq femmes et deux hommes.

Notre jour de rencontre fut fixé au mardi et une surveillante, membre du personnel des Mistrais, fut désignée pour nous accompagner.

L'âge moyen de nos participants se situait autour de 80 ans, ce qui nous mettait face à des personnes qui avaient jusqu'à 93-98 ans — la plus jeune avait 77 ans. Quelques-unes, comme Marcelline, quoique alertes, avaient perdu jusqu'à l'habitude de parler. La doyenne, tétraplégique, en fauteuil, présentait un caractère sombre.

Il était évident que le point commun à tous était l'absence totale de communication. Chacun vivant à côté de l'autre sans que se manifeste jamais le désir de créer un lien. « Certains d'entre eux ont perdu jusqu'au sens des mots et des loisirs, nous disait M. Tartarin. Ils subissent la journée, vivent au rythme des repas qui, en quelque sorte, leur tiennent lieu d'horloge. »

C'est cette passivité que nous avons voulu modifier avant tout, en leur offrant un intérêt nouveau. Notre objectif constant jusqu'à ce jour est de réveiller leur mémoire — autant que faire se peut. Qu'ils se souviennent au moins du nom de Totoche et du jour de notre venue. Qu'ils s'y préparent en prévoyant un petit bout de biscuit pour le chien et en faisant un brin de toilette. Brosser, peigner l'animal fait également partie des activités retenues pour le travail des articulations des épaules, des bras et des mains, mais faire danser Totoche est peut-être ce qu'il y a de plus apprécié. Nous introduisons parfois un jeu de balle qui fait appel à d'autres mouvements musculaires. Certaines de ces personnes âgées ne savaient plus faire le geste de lancer, la dynamique qu'il demande avait fui depuis longtemps leur cerveau et leurs membres.

La surveillante, en permanence à nos côtés lors des réunions et auprès des pensionnaires les autres jours, entretenait le souvenir de Totoche par de petits rappels, de subtiles questions. Ses notes écrites nous permirent ainsi de mesurer, après notre départ l'impact de nos visites.

Tout d'abord, les participants commencèrent à parler entre eux, de Totoche bien sûr. Deux des femmes qui ne s'adressaient jamais la parole entretinrent une vraie conversation sur le sujet ! Une autre, qui se plaignait d'un ennui tenace, cessa subitement de se lamenter. Puis, au fil des semaines, elles commencèrent à en parler à leurs autres compagnons. À table, les échanges devinrent plus animés, chacun parlant de son expérience d'atelier. Ainsi que le remarquait M. Tartarin, l'« horloge » de leur journées n'avançait plus seulement au rythme des repas, quelque chose d'autre était venu les tirer de leur inertie et redonner du mouvement et de l'intérêt à leur vie.

Sauf fatigue ou maladie, nos pensionnaires restaient fidèles. Les séances étaient de plus en plus gaies et se terminaient désormais en chansons, car l'une de nos mamies entonnait à tout propos les airs de sa jeunesse. Nous avions donc décidé de faire danser Totoche sur l'air du *Petit Vin blanc* ou de *La Valse brune* à chaque réunion. L'exercice ne concernait pas uniquement le physique, puisque nous avions demandé à celles ou ceux qui auraient oublié les paroles de les apprendre — et ils les apprirent !

Les objectifs globaux s'adressaient à tous, sans réserve, mais nous prenions garde de toujours consacrer un moment au cas de chacun. Jean, par exemple, était hémiplégique, il fallait donc s'occuper spécialement de sa main, la faire travailler en douceur. À Marcelline, qui commençait à peine à sortir de son mutisme, nous posions des questions au sujet de Totoche, et nous demandions à notre mamie chanteuse de nous raconter les faits de son passé récent, dont elle avait tendance à ne plus se souvenir ; ainsi, elle parlait en abondance de Totoche dans les heures qui suivaient notre départ, mais le lendemain elle avait tout oublié.

Après plusieurs semaines d'exercice, je constatai avec Claire et Noella, qu'un peu de joie était entrée là où planait trop de grisaille. La surveillante nous le dit un jour en évoquant

Marcelline : chaque fois, en effet, qu'on parlait de Totoche devant elle, son visage s'éclairait et elle souriait. C'était donc qu'elle se souvenait !

La régularité de nos séances permettait à ces personnes d'intégrer peu à peu nos interventions et d'en faire un point de repère qui se revivifiait chaque mardi. En six mois, nous étions parvenus à briser quelque peu l'effrayant silence dans lequel ces hommes et ces femmes étaient plongés ; c'était bien là notre objectif premier. Or notre tâche n'était pas aisée, car nous avions à éveiller les plus désespérément isolés physiquement et mentalement.

Nos projets ne s'arrêtèrent pas là : déjà M. Tartarin avait accepté que pendant toute la belle saison les séances de zoothérapie se passent une semaine sur deux à La Briche, ce qui signifiait, pour nos participants, un changement de cadre et d'habitudes dont nous espérions beaucoup. J'aimerais également, répétant l'expérience faite au Canada, que les anciens rencontrent parfois nos enfants ! Beaucoup de choses restent à faire pour les personnes âgées.

Claire, à ce sujet, me confiait un jour ceci : « J'évolue depuis si longtemps dans le monde des enfants en difficulté que je ne voyais pas comment je pouvais intervenir auprès des personnes âgées. Je ne me sentais pas beaucoup d'affinités avec elles. Je suis en train de changer. Leur cas me semblait désespéré, sans possibilité de sauvetage. Or, je m'aperçois que l'on peut vraiment leur apporter quelque chose, que le thérapeute a encore là un rôle à jouer. Je suis étonnée de tout ce qui s'est passé chez ces personnes aux Mistrais. Je me souviens que l'une d'elle était à ce point angoissée qu'elle éprouvait le besoin de prendre sa température à heures régulières, rien d'autre ne pouvait la rassurer, nous avait-on dit. Avec nous, pendant un moment elle s'est trouvée distraite de sa préoccupation, et elle a pu briser la tyrannie de son angoisse, les progrès se sont faits en douceur, elle va aujourd'hui beaucoup mieux. Je n'oublie pas non plus celle qui refusait de sortir de sa chambre et qui pourtant est venue assister régulièrement aux séances de zoothérapie, qui se montre active quand elle est avec nous, et qui voudrait garder Totoche avec elle ! Et cet homme mentalement déséquilibré, spectateur inerte lors de la première séance, et qui, sollicité par Noella, accepta de donner un biscuit à la chienne. Je le vois encore, à l'instant du départ, se saisir de Totoche et lui donner un vrai bisou d'au revoir. Je me souviens aussi que l'une de nos participantes, un après-midi, refusa de venir parce qu'elle avait un coup de cafard. Était-ce simplement un hasard ou était-ce que le chien lui remettait en mémoire le temps où elle était chez elle ? Car tous évoquent, grâce au chien, l'époque où ils étaient ingambes, vaillants, et avaient eux aussi un chien... Toutes ces étincelles de vie qui surgissent de nouveau méritent que l'on s'implique. » Et que l'on forme, ajouterai-je, des jeunes à cette discipline nouvelle qu'est la zoothérapie, en espérant qu'à l'avenir elle devienne une profession à part entière.

Comme je l'ai voulu pour l'Institut canadien de zoothérapie, au Québec, je souhaite que l'Association française de zoothérapie, en Touraine, devienne un centre de formation. Avec Claire Barthès, qui peut désormais se prévaloir d'une sérieuse expérience de zoothérapeute, j'ai établi un programme de stage d'une durée d'un an, à raison de deux jours par semaine.

Noella, dont je parle dans les cas analysés précédemment, fut notre première stagiaire. Pendant près de dix mois, elle fit la preuve de sa ténacité et de son adaptation face aux jeunes mais aussi face aux personnes âgées. Nous lui avions demandé de se comporter tout d'abord en observatrice et de noter tout ce qui l'étonnerait. Nous étions là, Claire et moi, pour répondre à ses questions. Je dois dire que le dialogue fut toujours très libre entre elle et nous. Au fil du temps, Noella sut s'investir, prendre des initiatives au bon moment. Nous nous sentions rassurées, car dans un domaine aussi subtil, aussi mouvant que celui-là, toutes attitudes intempestives ou seulement maladroites peuvent provoquer des réactions difficiles à contrôler. Avec les animaux, son comportement était aussi juste qu'avec les humains. Ses différents stages préalables auprès d'enfants et d'adultes lourdement handicapés, vivant en institution, l'avaient déjà sensibilisée à la fragilité humaine, physique et mentale.

L'exercice de la zoothérapie demande des aptitudes particulières, ainsi que le dit Claire : « Certes, la zoothérapie est une question de formation, mais c'est aussi une question d'instinct. On ne se fait pas zoothérapeute, on a en soi une disposition innée et ensuite on apprend. Être zoothérapeute, c'est avant tout un talent. »

« Je ne pensais pas qu'il était possible de réaliser autant de choses grâce aux animaux, avoue Noella. J'ai été très frappée par tout ce que j'ai vu à La Briche, par Christophe, par Mathieu, par les réactions des personnes âgées. »

« Ce qui m'a le plus étonnée dans la zoothérapie, renchérit Claire, c'est la dynamisation de l'évolution. À La Briche, je travaille avec les enfants comme j'ai l'habitude de le faire, et pourtant les progrès sont ici beaucoup plus rapides. L'animal a une action dynamisante sur l'enfant. Celui-ci est confronté à un être vivant qui lui montre les fluctuations de la vie réelle, parce que le petit chien a aussi ses jours de pleine forme et de paresse, ses instants de bouderie et de tendresse — des états que l'enfant et le vieillard connaissent bien. Totoche ou Hitti ne sont ni un dessin ni un conte, elles vivent et savent répondre à l'intérêt qu'on leur porte. Je pense que ces interactions entre l'homme et l'animal accélèrent le processus d'évolution. »

Ainsi que me le disait le Dr Michel Klein, qui a bien voulu préfacer ce livre : « L'animal est un stimulus : le regarder, le toucher, lui parler représentent des activités qui font partie de la vie. J'insiste sur cette fonction de “stimulant”, qui tient lieu de mission à l'animal dans la vie des hommes. »

Hommes et bêtes sont engagés dans le même processus de vie. Les expériences que j'ai vécues et que je relate dans ces chapitres me l'ont démontré chaque jour.

Nul n'ignore les soucis qu'apportent l'éducation d'un enfant. Par combien ces inquiétudes sont-elles multipliées quand il s'agit d'un enfant handicapé physique ou mental ?

Médecins et spécialistes s'accordent à reconnaître que la présence d'un petit animal domestique au foyer constitue une aide favorable au développement d'un enfant sain, à plus forte raison, me semble-t-il, à celui d'un enfant en difficulté. Dans ce cas-là, si je me réfère à mes dix années de pratique, je peux affirmer que l'influence d'un chien — puisque tel est mon animal cothérapeute —, dirigé par un maître expérimenté en étroite relation avec le thérapeute traitant, permet l'inespéré. Il ne s'agit pas de miracle, que les choses soient claires. Mais pour tous ces enfants que j'ai approchés, nous avons réussi à briser l'entrave la plus étouffante, à élargir le cercle de leur autonomie et à renouer le lien brisé avec eux-mêmes, d'abord, et avec leur environnement, ensuite.

Les difficultés présentes et même futures de la zoothérapie ne sont pas de nous convaincre de ses résultats, mais de découvrir comment et pourquoi nous les obtenons, et aussi de déterminer sur quels problèmes physiques ou mentaux elle est susceptible d'agir avec le plus d'efficacité.

Aujourd'hui, il est connu de tous que la population des personnes âgées augmente. Les actions menées au Canada dans les maisons de retraite sont particulièrement convaincantes. Il faudra bien qu'un jour la gérontologie se penche sur les ressources qu'offre la zoothérapie dans le traitement des différents problèmes du troisième ou du quatrième âge.

Mon expérience de zoothérapie dans le milieu carcéral féminin me permet d'affirmer qu'il y a là aussi, comme en milieu masculin, beaucoup à faire. Grâce à son action expérimentale à la Maison-Tanguay, le Canada fait figure de pionnier. Les autorités européennes ne pourraient-elles pas se pencher sur l'œuvre réalisée grâce à la zoothérapie et en tirer les conclusions qui s'imposent ?

Les bases de cet art sont posées, elles ont été construites sérieusement, patiemment, avec l'appui de nombreux spécialistes en médecine et en psychologie. Tous, autant que nous sommes, nous avons su saisir le témoin transmis par nos aînés, convaincus comme eux que la présence de l'animal dans notre société moderne rend la vie plus humaine.

II

LA ZOOTHÉRAPIE AU QUOTIDIEN

L'ANIMAL, REMÈDE AUX PROBLÈMES SOCIAUX

L'évolution des sociétés des pays occidentaux rend la présence des animaux plus importante que jamais. Les solitaires se sentent de plus en plus isolés, les liens familiaux se relâchant. La progression du nombre des divorces et des mariages tardifs fait qu'un nombre croissant de personnes vivent seules et sont privées de contacts humains stables. Les couples décident souvent de ne pas avoir d'enfant ou d'en avoir un sur le tard. Les personnes âgées, lorsque les enfants ont quitté le toit familial, se retrouvent seules.

LA MÉNAGERIE DOMESTIQUE

L'animal de compagnie connaît, tout particulièrement en France, une vogue d'une telle ampleur que les sociologues n'hésitent plus à la considérer comme un véritable fait de civilisation. Il semble même que cet engouement ait tourné à la passion. Selon un sondage publié naguère par le *Nouvel Observateur*, les animaux n'arriveraient-ils pas, pour 37 % des personnes interrogées, au sommet du hit-parade des passions ? Ils sont suivis du sport, pour 33 %, et, tout de même, de l'amour, pour 32 %. Autrement dit, Médor et Félix le chat passent avant le football ou le tennis et ceux-ci, avant Roméo et Juliette.

TEL MAÎTRE, TEL CHIEN

Canidés ou félidés, les uns et les autres sont à la même enseigne, ou presque : partager la vie du maître au quotidien, cela laisse des traces chez nos quadrupèdes, tout comme dans *La vie est un long fleuve tranquille*, Gouttière Félix, qui trouve le gîte et le couvert chez les Le Quesnois n'aurait incontestablement pas les mêmes manières chez les Groseille. Il arrive de rencontrer des dames « bichonnées » ressemblant étrangement à leur compagnon à quatre pattes..., il existe des labradors élyséens..., nos chers animaux domestiques n'ont pas été adoptés, nourris, choyés, dorlotés et entretenus sans raisons. Philippe Rucheton, sociologue, a dessiné une galerie de portraits pour permettre aux vétérinaires de mieux connaître les attentes de leur clientèle. Une galerie qui se transforme en labyrinthe, tant les familles qui la composent apparaissent hétéroclites. Les propriétaires d'animaux se partagent en seize grands sociotypes :

1. Les « indifférents » (10,8 %) : hommes, ou foyers qui comptent trois personnes de 15 à 35 ans, qui habitent dans la banlieue des grandes agglomérations et qui ont fait des études secondaires. Pour eux, l'animal fait partie du paysage, mais sans plus. Il ne faut pas qu'il entame leur liberté ni qu'il gâche leur envie de profiter des plaisirs de la vie contemporaine.

2. Les « défensifs » (9,8 %) : couples et femmes seules de plus de 60 ans, retraités et vivant à la campagne, avec des revenus assez faibles. Ce sont des conformistes, installés dans leurs habitudes et très attachés au respect des valeurs traditionnelles. Ils se sentent menacés, notamment, par la montée de la criminalité. En fait, derrière sa fonction officielle de cerbère, le chien est avant tout un compagnon.

3. Les « égoïstes » (9,2 %) : couples de moins de 50 ans, vivant dans des villes petites ou moyennes, et qui ont un à deux enfants de moins de 15 ans. Ce sont généralement des individualistes à tous crins qui possèdent un chien ou un chat

plus par hasard que par choix délibéré. Ils demandent en tout cas à leur compagnon de ne pas leur causer trop de soucis.

4. Les « bonnes-consciences » (7,7 %) : personnes de 35 à 50 ans et de 60 à 69 ans qui ont vécu le drame de l'éclatement d'une famille. Habitant la banlieue résidentielle des grandes villes, nanties de revenus relativement élevés, elles se déclarent ouvertes au monde et à son changement. Pour elles, l'animal représente la bonne conscience que l'on se donne face aux problèmes sociaux et économiques que connaît notre société.

5. Les « antiproblèmes » (7,7 %) : femmes, en majorité, qui élèvent un à deux enfants de moins de 15 ans, dans le cadre d'une ville moyenne ou d'une banlieue de grande ville, et qui ont fait le plus souvent des études supérieures. Malgré leur libéralisme et leur souhait d'une société plus tolérante et plus ouverte aux progrès et aux différences, elles n'acceptent l'animal que si celui-ci se coule facilement dans les habitudes familiales.

6. Les « copains-copains » (7,5 %) : couples d'âge moyen, aux revenus modestes, et qui redoutent les grands fléaux contemporains, sida, drogue, criminalité. Compagnon de jeu ou compagnon tout court, l'animal n'a pas chez eux de statut particulier, sauf s'il est d'abord considéré comme l'ami et le gardien de l'enfant.

7. Les « esseulés » (6,6 %) : retraités habitant pour la plupart à la campagne, ce sont en majorité des femmes. Repliés sur eux-mêmes, en situation de survie économique, leur attitude vis-à-vis de l'animal a tendance à évoluer. Ils attendent de plus en plus de l'animal qu'il reste « à sa place », comme autrefois, mais aussi qu'il leur apporte une présence rassurante et chaleureuse.

8. Les « chiens-chics » (6 %) : couples ou des personnes seules de plus de 50 ans. Leur credo ? une société stable, fondée sur le travail, la famille, la patrie et la propriété privée, mais néanmoins tolérante à l'égard des autres cultures. D'ailleurs, l'animal qu'ils ont élu est rarement un chien dressé à l'attaque. Il est le plus souvent d'une souche irréprochable et porte un nom qui témoigne de la culture de ses propriétaires.

9. Les « écolos » (5,8 %) : couples de 25 à 50 ans, mariés ou non, cadres supérieurs ou moyens, vivant avec des enfants de moins de 15 ans. Ils sont habités par le refus d'une société qui est, à leurs yeux, trop matérialiste et par des préoccupations écologiques, ils peuvent aussi bien craquer devant un animal rencontré dans un refuge de la SPA que jeter leur dévolu sur une bête à concours, au pedigree long comme le bras. L'important est de témoigner de leur désir de défendre la nature, les animaux, et, à travers eux, de se réconcilier avec une vie plus saine.

10. Les « chiens-mode » (5,6 %) : jeunes célibataires ou couples de moins de 35 ans habitant en milieu urbain. Sensibles aux modes que propagent les médias, ils se laissent séduire par telle ou telle race, en ignorant complètement les obligations et les contraintes que celle-ci implique, avec, en filigrane, des conséquences catastrophiques pour l'animal.

11. Les « exemplaires » (5,4 %) : couples ou personnes seules de plus de 50 ans, citadins pour la plupart. Se considérant comme les gardiens de la morale et des valeurs ancestrales, ils traitent l'animal comme leur enfant : il doit être bien élevé, propre et se plier aux ordres de ses maîtres.

12. Les « chiens-choc » (5,3 %) : personnes de plus de 50 ans, mariées, sans enfant au foyer. Ce sont des retraités, des artisans, des commerçants ou des employés qui vivent dans une petite localité. Leurs règles de vie : le respect des conventions et le « chacun chez soi ». L'animal a souvent vieilli avec eux. Il est censé jouer un rôle de gardien.

13. Les « business business » (4,6 %) : jeunes de 15 à 24 ans, souvent des étudiants, en majorité des filles, habitant Paris ou de très grandes villes. Leur niveau d'études est élevé, comme l'est celui des revenus de leurs parents. Individualistes, carriéristes, fascinés par les progrès technologiques, ils considèrent l'animal comme un des éléments de la panoplie indispensable au jeune cadre dynamique et comme un signe de réussite sociale.

14. Les « méfiants » (3,5 %) : couples ou personnes seules de 50 à 70 ans. Ils ont tendance à se replier sur eux-mêmes et à

se méfier de tout. Leur obsession : le vol ou la détérioration des biens qu'ils ont acquis après avoir longuement épargné. L'animal, qu'ils font volontiers dresser, est donc là avant tout pour les défendre.

15. Les « moralistes » (2,6 %) : jeunes couples urbains de moins de 35 ans, la plupart sont cadres supérieurs, ingénieurs ou professeurs. Épris de tolérance, de mobilité, d'ouverture sur la vie, rejetant une société régie par l'argent et les modes, ils possèdent peu d'animaux. Ceux-ci constituent pour eux essentiellement un pont avec la nature.

16. Les « enfants-rois » (1,9 %) : employés de moins de 24 ans et couples de retraités de plus de 60 ans, vivant à la campagne ou dans une petite ville et possédant un niveau d'études assez bas. Très attachés à leurs habitudes et à leur mode de vie, ils privilégient la cellule familiale et considèrent l'enfant comme le cœur du foyer. L'animal est donc avant tout le compagnon, l'ami et le gardien de cet enfant.

Un vieil adage proclame : « Tel maître tel chien ! » mais il repose sur une idée reçue. Il est vrai que le lot commun des animaux de compagnie est de partager les bons comme les mauvais moments de leurs maîtres et que ce partage semble sécréter parfois un étrange air de famille. Mais il s'agit là d'une pure projection. Tout ce qu'on peut affirmer sans trop risquer d'erreur, c'est que le chien et, à un bien moindre degré, le chat modèlent leurs attitudes sur celles de leur entourage. Dans une famille agitée, le chien est rarement calme. Auprès d'une personne dépressive, il est susceptible de présenter tous les symptômes d'une dépression.

CHIENS OU CHATS

En revanche, le choix de l'une ou l'autre espèce serait assez révélateur de la structure psychologique et de la personnalité du maître ou de la maîtresse. Plus précisément, il exprimerait, selon les observations du Dr Boris Cyrulnik, psychiatre et professeur d'éthologie humaine à la faculté de Marseille, les attentes affectives et la conception que l'on se fait des rapports amoureux : besoin de fusion intense et envahissante chez les personnes-chiens, désir de distance et crainte de l'intrusion chez les personnes-chats. À la différence du chien, le chat est en effet le compagnon occasionnel, dont la présence rassure autant que la non-présence. Ainsi que le soulignait Konrad Lorenz dans sa préface de *Tous les chiens, tous les chats* : « [Les chiens et les chats] ont en commun deux choses : ils appartiennent tous deux à l'ordre des carnivores, et tous deux mettent au service de l'homme leur talent de chasseur. À part cela et surtout en ce qui concerne le style de leur association avec l'homme, ils sont comme le jour et la nuit. » C'est là qu'interviennent des différences de vocabulaire : fidélité, amour, obéissance — pour le chien ; indépendance, discrétion — pour le chat.

Notre pays arrive en deuxième position, derrière les États-Unis, pour le nombre de chiens, en troisième pour celui des chats, les chiffres en témoignent. Mais il détient le record du monde concernant le nombre d'animaux par habitant.

D'après le recensement effectué récemment pour le Syndicat des vétérinaires de la région parisienne et pour la firme UNISABI, le numéro un des aliments pour animaux, 21 535 000 foyers français, soit plus de un sur deux, possèdent un ou plusieurs animaux de compagnie. Au total, ils hébergent 10 500 000 chiens et 8 300 000 chats, soit deux fois plus que d'enfants de moins de douze ans. Il faut ajouter qu'une forte proportion de ces animaux vit dans des villes de plus de cent mille habitants. Pour la seule ville de Paris, près de 22 % de ses habitants vivent avec un chien, près de 19 % avec un chat.

Toutes les catégories socioprofessionnelles sont concernées. Les agriculteurs sont en tête, plus de 80 % d'entre eux ont un chien et plus de 60 %, un chat. Mais ils ne représentent qu'une fraction très réduite de la population. Viennent ensuite les patrons de l'industrie et du commerce, avec des taux respectifs de 51 et 27 % ; les ouvriers : 40 et 27 % ; les sans profession :

32 et 21 % ; les employés : 31 et 26 % ; les cadres supérieurs et les professions libérales : 29 et 32 % ; les cadres moyens et les ouvriers spécialisés : 28 et 25 % ; les retraités 26 et 22 %.

Encore ces chiffres ne reflètent-ils qu'une partie de la ménagerie domestique française. Qui pourrait dire avec précision à combien s'élève le parc des oiseaux, des poissons, des tortues, des hamsters ou des lapins ? D'après une enquête de l'INSEE, les Français posséderaient neuf millions d'oiseaux et huit millions d'animaux les plus divers, poissons, tortues, hamsters et lapins nains étant fort prisés. Sondage, toujours sondage, quelles sont les motivations d'acquisition d'un animal familier ? Selon l'Institut Louis-Harris, en 1992, 64 % des personnes achètent un animal par amour ; 28 %, pour rester en contact avec la nature ; 45 %, parce qu'elles ont un besoin de compagnie ; 33 %, par désir d'avoir un véritable ami.

Sans compter tous les animaux sauvages : serpents, scorpions, mygales, tarentules, lionceaux ou guépards, qui vivent dans l'espace réduit d'un appartement et dont les propriétaires se font généralement plus que discrets — et pour cause : beaucoup proviennent de filières totalement illégales.

Dans un numéro spécial consacré aux animaux familiers, la revue *Autrement* a ainsi raconté le grand amour que vivait un retraité de l'armée, M. Gaston, avec Chaca, une hyène, dans un immeuble cossu de Fontainebleau. Il avait aménagé son immense salon de façon à lui permettre de faire vingt-sept kilomètres par jour en tournant en rond, cela dans une température ambiante de 28 degrés en permanence. Chaca est-elle encore en vie aujourd'hui ? En tous cas, après sa mort, M. Gaston se déclarait prêt à élever des pythons, en raison de la réputation qu'ils ont d'être « très affectueux ».

Malgré les textes de loi qui interdisent l'importation d'animaux appartenant à des espèces menacées, ces amateurs de compagnons insolites sont bien plus nombreux que l'on ne l'imagine. Le phénomène a d'ailleurs donné naissance à un nouveau sigle, les NAC, ou nouveaux animaux de compagnie, terme qui englobe tous ceux qui n'appartiennent pas aux espèces canine, féline et rurale. Certains vétérinaires s'en sont fait une spécialité, dans une perspective à la fois clinique et dissuasive. Même s'ils ne sont pas interdits de séjour, nombre de NAC n'ont aucune chance de survie en captivité. Le python royal, vanté comme le plus doux des serpents par des vendeurs peu scrupuleux, ne supporte pas de vivre emprisonné, « le praticien doit orienter les gens vers des espèces qui ont une chance de survie en captivité ». Les Anglais, toujours aussi excentriques, câlinent dindons, lamas et autres cochons, et présentent quelques spécimens sympathiques d'« animalomanes » : Lady Arran possède des cochons du Viêt-nam parfaitement laids mais très intelligents et affectueux. La comtesse passe beaucoup de temps avec Dickie, le noiraud, et Mummy, la pâlotte, pour les dresser. Elle apprécie leur peau douillettement plissée et les trouve plus sympathiques que les lamas qu'elle avait auparavant.

LE NOUVEAU STATUT DE L'ANIMAL FAMILIER

Dès lors, la grande question est : pourquoi ce boom animalier, qu'il soit massif parmi les canidés et les félidés, ou, marginal dans le registre exotique ? Pour le Dr. Cyrulnik, cela traduit l'évolution de nos relations avec les animaux depuis une quarantaine d'années, du moins dans les sociétés occidentales. D'outils au service de l'homme, ils ont commencé à devenir, au cours des années 50 et 60, d'authentiques « objets » d'affection. Et ce médecin précise : « Ce statut relativement nouveau de l'animal est la source d'échanges affectifs d'autant plus intenses qu'ils ne sont pas émoussés par la parole. » Le fait que nous soyons attirés notamment par le chien ou le chat prouve qu'il y a une communication sensorielle et émotionnelle extraordinaire entre l'homme et ces espèces, elle est probablement due à l'équipement génétique. Nous-mêmes, chercheurs, perdons facilement l'objectivité qui doit présider à l'observation scientifique d'un chaton jouant avec sa mère. Alors que l'observation du comportement de goélands, par exemple, nous laisse de marbre, parce qu'ils ne vivent pas dans le même univers sensoriel que le nôtre. Il est d'ailleurs étonnant de constater que la perte d'un animal est vécue comme un deuil très douloureux. Preuve que l'affection qui nous lie à ces compagnons n'est nullement désincarnée.

De fait, la quête d'une présence apaisante et rassurante, parce qu'elle procure ce sentiment rare qui consiste à être aimé, apparaît comme l'une des motivations les plus fréquemment avancées par les propriétaires d'animal domestique. Alors que, dans une société où le développement personnel fait figure de valeur, les rituels sociaux entre les hommes deviennent de plus en plus complexes et contraignants, l'animal, lui, est spontanément peu contestataire. Combien de personnes a-t-on entendu déclarer que le chien était le seul à leur faire fête à leur retour à la maison ? Dotée d'un appareil auditif particulièrement pointu, la tortue aquatique de Floride sort tête et pattes de l'eau quand elle entend une voix familière. Même les poissons d'un modeste aquarium se mettent à frétiller derrière la vitre lorsque, au matin, la main qui les nourrit remet en route la rampe d'éclairage.

Sans aucun doute, la télévision a, elle aussi, joué un rôle important dans cet avènement de l'animal comme objet d'attachement. Les émissions et les films animaliers continuent de recueillir les suffrages inconditionnels d'une majorité de téléspectateurs. Conjugué avec l'essor de l'écologie, le petit écran n'a pas peu contribué à faire émerger un autre motif qui justifie le désir d'avoir une petite ou une grosse bête à ses côtés. Le fait de vivre avec un chien ou un chat, surtout pour les citadins, relèverait d'une démarche qui s'apparente au souci de sauvegarder ce qu'il nous reste de naturel.

« S'intéresser aux animaux, c'est posséder le sens d'une vie enfermée dans une forme différente », a naguère écrit Marguerite Yourcenar. L'animal de compagnie serait ainsi considéré un peu comme une parcelle de nature qui, dans l'univers minéral des grandes villes et des banlieues, permet de garder le contact, au rythme de ses besoins instinctifs, avec un monde vivant. N'est-ce qu'une illusion ou, pis, un alibi ? En tout cas, certains spécialistes contestent cette vision de la nature, purement culturelle selon eux : « On a perdu quelque chose que l'on cherche à retrouver, la vie tout simplement, le choix de vivre », nous assure un homme de 30 ans interviewé par Odile Bourguignon.

Voilà pour la version optimiste de nos relations avec les animaux. Celle où on ne leur demande rien d'autre que d'être là, de nous tenir compagnie et de nous accepter tel que nous sommes dans la douceur d'une communication implicite. Et c'est là le pacte que nous avons conclu avec eux. Car s'ils occupent aujourd'hui une telle place au panthéon de nos passions, n'est-ce pas aussi, et surtout, le signe du désarroi qui domine notre société, comme c'est le cas dans la plupart des autres pays développés ? L'anonymat et la déshumanisation des métropoles, le passage, plus brutal et plus massif en France qu'ailleurs, de la vie rurale à la vie citadine, l'éclatement des familles, l'incommunicabilité, les rapports humains réduits aux seules relations de travail, quand on a la chance d'avoir un emploi, une crise aiguë d'individualisme, la crise tout court..., tous ces thèmes ont été déjà amplement développés pour expliquer les maux de notre époque. Dans *Les Nourritures affectives*, le Dr Cyrulnik témoigne : « En deux siècles d'artifices, l'homme a fabriqué le milieu qui le façonne ! Curieux phénomène que celui des mégapoles : on y fuit les petites unités de vie pour prendre sa toute petite place dans d'immenses entassements humains. »

Le mal-être est partout sensible, dans la vie de tous les jours, les rues, les transports en commun, à l'école comme dans le monde de l'entreprise. Et ce ne sont pas les images qui défilent sur les écrans de télévision qui peuvent le tempérer. Résultat : des existences grignotées par le chacun pour soi, le stress et les peurs de toutes sortes.

Significativement, la France se situe dans le peloton de tête de la consommation mondiale de neuroleptiques. Plus alarmant, elle enregistre environ quinze mille suicides.

C'est sur ces terrains douloureux que de multiples observations et témoignages montrent que la cohabitation avec un animal peut aider à garder l'envie de vivre et à aller mieux.

Non qu'il soit le remède miracle à toutes les angoisses existentielles, mais, par sa présence, par les soins que l'on se sent tenu de lui prodiguer, il permet à beaucoup de surnager, d'avoir à qui parler, et ainsi de donner un peu de sens à leur vie, cela, sans crainte d'être jugé ni de déchoir.

Même dans l'esprit des profanes qui ignorent tout de ce que peut apporter la compagnie d'un animal, l'affaire semble entendue : d'après un sondage réalisé par l'IFOP pour l'émission *Santé à la une* et pour le magazine *Top Santé*, 98 % des personnes interrogées estiment que l'animal familier est un facteur de réconfort moral. Il devient un compagnon à part entière de la vie familiale, assure un certain nombre de fonctions importantes, c'est un générateur d'activité ou un objet de contemplation, un confident parce que nous lui prêtons une certaine empathie lui permettant de nous comprendre.

Il est aussi le substitut du petit frère ou de la petite sœur que l'on a pas eu et sa présence permet, lors d'événements douloureux, difficilement gérables, de se prendre en charge et de parvenir, un certain temps, à retrouver une forme d'autonomie, de se maintenir en état de survie. Nous donnons pour exemple les témoignages suivants, qui mettent en cause une maladie quelconque ou l'alcoolisme, la toxicomanie...

Christophe : « Ma chienne était dorlotée comme une petite sœur. »

Ce jeune homme qui, à l'adolescence, un des passages les plus critiques de l'existence, a vu sa mère quitter la maison familiale, a souffert du divorce de ses parents et s'est retrouvé auprès d'un père sombrant dans l'alcoolisme, nous raconte son émouvante histoire.

« Ma mère avait toujours refusé la présence d'animaux chez nous, à part les magnifiques canaris que lui avait offerts mon père à la Saint-Valentin. Après le départ de celle-ci, j'ai eu l'idée d'acheter une petite chienne sur les quais de la Seine. Elle était presque mourante. Mon frère et moi l'avons vraiment accueillie et dorlotée comme une petite sœur. C'était la fille que mes parents n'avaient jamais eue. Le délire complet, en somme !

« C'est vrai que cette chienne a beaucoup aidé mon père à cette époque. Il avait retrouvé quelqu'un à qui donner de l'amour. Malgré ses excès, il a été obligé de la sortir, de lui préparer ses repas. Je crois que sans elle, il serait mort.

« Pour moi, elle représentait la sécurité parce que je savais qu'un chien réagit quand il se passe quelque chose de grave. Un soir, j'ai tout de suite compris quand elle s'est mise à aboyer furieusement : une chute brutale venait de rendre mon père hémiplégique à jamais.

« De plus, elle a toujours joué un rôle de médiateur entre lui et moi quand nous nous disputions. Elle allait de l'un à l'autre, comme pour nous inviter à faire la paix. C'est cela qui est beau chez les chiens : ils partagent tout. »

Après l'accident de son père et son départ en maison de retraite, Christophe se voit dans l'impossibilité de garder la chienne et la confie à des tiers. « Un déchirement », reconnaît-il avec tristesse. « Je suis prêt à recommencer, mais sur des bases plus solides, de façon à pouvoir garder jusqu'au bout l'animal dont j'aurai la charge, de façon à ne jamais devoir m'en séparer. »

Ce témoignage montre qu'il y a plusieurs facteurs qui, souvent cumulés, contribuent à hisser l'animal de compagnie au niveau d'un phénomène de société.

La solitude avec la détresse qu'elle peut engendrer, est le premier de ces facteurs. Et cela est le cas d'un nombre croissant d'individus, si l'on en croit le bilan dressé par le dernier recensement : plus de dix-huit millions de Français, dont un peu plus de dix millions de femmes et près de huit millions et demi d'hommes, vivent seuls. Certains déclarent s'en accommoder fort bien parce qu'ils ont délibérément choisi leur solitude ou qu'elle leur semble préférable à la vie de famille. Mais combien d'autres souffrent en silence de ce que l'on appelle le mal de l'isolement ! Rappelons que le mot « isolement » est construit à partir de l'italien *isolare*, qui signifie « rendre comme une île », c'est-à-dire être coupé du monde, sourd aux échos du monde extérieur. Cercle vicieux, car plus on s'enfonce dans son isolement, plus on est tenté de couper les ponts, de décourager les mains qui se tendent encore et dont on aurait pourtant tellement besoin. Ce mal s'exprime surtout chez les employés de bureau, puis chez les cadres et les fonctionnaires. Rappelez-vous ces images de Bourvil incarnant un commissaire dans *Le Cercle rouge*, de Melville, et celles de sa joie à retrouver, au terme d'une rude journée, ses nombreux chats sans lesquels son logis et peut-être sa vie lui eussent paru comme une errance dans un univers désertique. Pour certains solitaires, l'animal de compagnie représente une véritable bouée de sauvetage, le seul interlocuteur qui les accepte tels qu'ils sont. Pour les personnes âgées en particulier, le chat ou le chien est souvent l'ultime ami et le dernier rempart contre leur isolement.

Des études sérieuses ont été réalisées pour prouver l'utilité des animaux familiers auprès de retraités : parmi celles-là, une enquête menée en 1986 par l'ILG (Institut lyonnais de gérontologie) a montré que 88 % des personnes âgées vivant à leur domicile refusent d'aller en maison de retraite ou dans un foyer-logement sans leur animal de compagnie. Refuser l'accès des animaux dans les établissements constitue de toute évidence un sérieux obstacle à l'entrée en établissement collectif. En 1992, Ethologia (association belge d'étude et d'information sur la relation homme-animal) a réalisé un sondage auprès de cent vingt-six gériatres belges : constat éloquent, puisque 92 % d'entre eux estimaient que la présence d'un animal auprès des personnes âgées a des effets positifs qui se caractérisent par le maintien d'une bonne motricité et, surtout, d'un bon moral.

L'animal est d'abord un compagnon, sorte de substitut à tout ce qu'on a dû laisser ou ce que l'on a perdu, sa présence éloigne la déprime ou permet d'en sortir plus vite. Le fait d'avoir à se soucier de son compagnon, de s'en savoir responsable, suffit à stopper la tendance au repli sur soi, à restaurer le sentiment d'utilité, qui disparaît bien trop souvent lorsqu'on on vit seul ou que la perspective d'entrer en maison de retraite s'impose.

Mme Chevallier : « Dès que je retrouve Rosa, je ne suis plus seule. »

Mme Chevallier est une charmante dame de 82 ans. Veuve depuis trois ans, elle vit avec sa chatte, Rosa, dont elle s'est chargée après la mort accidentelle de sa fille, il y a dix ans. Elle n'a aucune famille et fréquente peu de monde, hormis une voisine qui l'aide à soigner sa chatte, une amie qu'elle voit assez souvent et un camarade de sa fille qui lui rend visite et qui aime les animaux, les chats en particulier.

Dans sa famille, « On est des gens à chats. » Et si on lui demande pourquoi, elle répond sobrement : « Parce qu'on les aime ! » Mme Chevallier aime tout chez le chat : son bon ou, à certaines heures, son mauvais caractère, sa gentillesse, sa compréhension, enfin tout ! Sans compter le fait qu'il peut presque être un jouet. Ses parents ont toujours eu des chats, « mais pas des chats de race, toujours des chats de gouttière », et elle a le souvenir d'avoir eu un chat noir, Pompon, alors qu'elle avait 3 ans.

Mme Chevallier est très soucieuse à plusieurs titres. D'abord, Rosa, qui a 12 ans, doit être opérée d'une tumeur, et il y a un risque, car la chatte présente une malformation congénitale. Elle craint de la perdre, de mal supporter cette disparition : « J'aurais beaucoup de chagrin. Ça me serait très pénible, je m'ennuierais, je m'ennuierais beaucoup. » D'autre part, comme le lui a fait remarquer une amie, si elle perdait sa chatte, ce serait perdre sa fille une deuxième fois. Car cet animal que Mme Chevallier a recueilli à la mort de sa fille est devenu son « bébé », elle lui parle de sa fille, et elle assure : « C'est comme si ma fille était encore là. »

Par ailleurs, Mme Chevallier envisage son départ en maison de retraite, au cas où elle ne serait plus en mesure de se prendre toute seule en charge. Elle a déjà étudié la question : « J'étudie les maisons de retraite qui acceptent les chats » — et elle choisira une maison où elle puisse emmener Rosa.

L'autre grand souci de Mme Chevallier serait qu'elle disparaisse avant sa chatte et que cette dernière reste seule. Elle a pris des dispositions : « J'ai fait des recommandations pour Rosa s'il m'arrivait quelque chose et qu'elle soit encore vivante ; vous la faites endormir et vous la faites incinérer, parce que je ne veux pas qu'elle aille chez quelqu'un d'autre, elle s'ennuierait de trop. » Mme Chevallier se souvient que la chatte avait mis trois mois à s'habituer à elle malgré ses soins, « mais avec dix ans de plus, ce serait beaucoup plus difficile, alors ça, je ne veux pas qu'elle risque d'être malheureuse ».

Les rapports de Mme Chevallier avec Rosa sont ceux qu'elle aurait avec un enfant : « Quand j'arrête de lire, elle fait semblant de ne pas s'en apercevoir, et cinq minutes après elle est dans mes bras... enfin, contre mes bras, car elle tient les deux tiers du lit, c'est-à-dire que dans un lit d'une personne, elle occupe cinquante centimètres et moi il m'en reste quarante. » Et, le matin, Rosa va réveiller sa maîtresse d'un coup de patte si cette dernière traîne un peu au lit.

Rosa accompagne sa solitude : « Je suis très seule, mais dès que je rentre et que je la retrouve, je ne suis plus seule. » C'est pourquoi, elle appréhende tant cette opération. Pourtant, malgré le chagrin qu'elle en aurait, Mme Chevallier n'envisage pas de prendre un autre chat, car, dit-elle, « à 82 ans, je ne prendrai pas un autre chat qui risquerait de se retrouver tout seul. Ce ne serait pas bien ».

Marc : « Le chat va parfaitement avec un toxico. »

Marc s'en est sorti, comme on dit... Drogué à l'héroïne pendant de longues années, réellement accroché, la vie ne l'a pas épargné : sa compagne, d'une époque aujourd'hui révolue, a disparu. De cure de sevrage en cure de sevrage, il a franchi le pas pour se réinsérer dans la vie active, tout cela avec l'aide d'un centre d'accueil particulièrement compétent et le secours d'une famille qui l'a accompagné sur ce parcours à haute tension avec tout son amour. Il a surtout un compagnon animal qui ne l'a pas quitté, son chat, Jiamine. « Je l'ai eu, il était tout jeune, grand comme ça, tenant tout entier dans une seule main. Il m'a été apporté par des amis, il était rien que pour moi ce petit chat. C'était une compagnie “monstre”, le voir évoluer dans ma chambre, ça me détendait, ça m'apaisait. Ça va avec ce genre de dope : bouffer, dormir, ne rien faire ou ne faire que ce qui vous plaît, plus d'heures ; le chat va parfaitement avec un toxico, on a le même rythme biologique, il s'adapte aux ondes que tu dégages et c'est vraiment bien ! J'ai été incarcéré, même pas un brin d'herbe pendant toute ma détention, alors le chat, tu parles !... Maintenant, témoin du temps d'avant, il est toujours là, présent. Voilà ! bref, le compagnon idéal pour toutes les périodes de ma vie ! »

Pour le toxicomane, l'affection de l'animal est sans risques, elle ne se marchande pas, c'est-à-dire qu'avec lui il est accepté tel qu'il est, avec ses faiblesses, ses rechutes. Il est rassuré, il ne se sent pas critiqué, surveillé et peut, en retour, dispenser de la tendresse sans crainte des rebuffades.

Laura : « Mon chien n'attachait pas d'importance à la métamorphose due à ma chimiothérapie. »

Laura, écrivain, se souvient avec émotion de l'immense réconfort qu'elle a reçu de son Clovis tout au long du traitement anticancéreux qu'elle a subi.

En 1984, elle a eu un cancer du sein, avec récidive. Elle a dû subir une chimiothérapie et une cobaltothérapie. Elle était mariée, à l'époque, à un homme incapable d'affronter la maladie qu'elle combattait et qui, donc, s'absentait du domicile conjugal afin de ne pas être le témoin impuissant d'un combat qu'ils ne pouvaient mener à deux.

Laura avait toujours eu des chats, et notamment une vieille chatte de 15 ans, Chloé, qu'elle adorait et qu'elle venait de perdre. Elle s'est donc retrouvée seule, reliée par téléphone, comme par un cordon ombilical, à sa famille, éloignée, et ses amis, vigilants.

Une amie l'appela un jour pour lui proposer d'adopter un chien qu'on venait de trouver abandonné, attaché à un arbre dans la forêt. Laura fut d'abord très réticente à l'idée d'avoir un chien, avec les contraintes que cela supposait, compte tenu de son stress, de sa profonde faiblesse physique, de son angoisse, consécutifs à sa maladie et à son traitement. Elle n'était pas du tout décidée à prendre cet animal quand elle se rendit au rendez-vous. C'était un chien noir, au poil luisant, haut sur pattes, fruit d'un croisement entre un teckel et un chien de berger. « Nerveux, belle gueule au museau pointu, il est venu près de moi, m'a regardée avec insistance de son magnifique regard marron, quémandant des caresses. » Prise de court, ne sachant pas refuser, elle emporta le chien avec elle. Et là, a commencé une longue histoire d'amour avec Clovis : « C'était comme s'il avait toujours été là. »

Clovis devint vite le compagnon indispensable. En alerte, toujours là, il ne la quittait pas d'une semelle. C'était un animal inquiet, farouche, qui avait peur de rester seul. Il accompagnait régulièrement Laura partout, il l'attendait dans la voiture pendant ses séances de chimiothérapie, la forçait à sortir pour ses besoins. Très tard le soir, ils sortaient tous les deux se promener dans un petit square abandonné et sans éclairage du XXe arrondissement, dans la neige. Elle se sentait totalement en confiance avec Clovis : « C'était mon protecteur, mon gardien. Il me semblait qu'avec lui rien ne pouvait m'arriver. À ses côtés je me sentais invincible, il avait tous les droits. » C'était un hiver particulièrement rigoureux, un hiver à cagoules, c'était la mode des cagoules, et « je pouvais ainsi réchauffer et cacher mon crâne dévêtu, vierge de toute pilosité. Clovis avait le regard de l'amour, inconditionnel celui-là ! Sa présence repoussait mon stress, l'évidence de son omniprésence était un véritable cadeau. Clovis se foutait, lui, de ma métamorphose, le traitement m'ayant transformée en bibendum ».

Elle s'était énormément attachée à ce chien, et pendant toute cette période il a dormi dans la chambre conjugale. Dès que le mari de Laura partait, Clovis s'installait sur le lit. Il a ainsi participé à cette phase de sa vie, et puis à une autre : celle de la mort de son père, pour lequel elle éprouvait un amour très fort et auquel elle n'épargna pas, malgré l'irritation qu'elle lui causait, la présence de Clovis, inséparable d'elle-même.

Clovis a trouvé une fin tragique. Laura décida, à la fin de l'hiver 1986, de quitter le domicile conjugal. Le jour du déménagement, préoccupée par les préparatifs, pressée, agacée, elle oublia de mettre sa laisse à Clovis pour sa promenade matinale. Il a rencontré un autre chien avec lequel il a voulu jouer, et en traversant la rue un pare-chocs de voiture l'a pris de plein fouet. Il semblait n'avoir rien de grave, hormis une patte légèrement blessée, et il suivit sa maîtresse en claudicant, sans manifestation apparente de douleur, semblant dire : « Ne t'inquiète pas, j'y arriverai ! » Pourtant, à la clinique vétérinaire, Clovis, la cage thoracique enfoncée, rendit les armes, dignement.

Laura est restée solitaire durant trois ans, et puis... « Je ne peux imaginer de vivre maintenant sans animal », reconnaît-elle. Alors, au hasard d'une promenade à la campagne, elle a rencontré Bianca, née dans un chenil, « qui m'a fait des petits signes, qui, dans sa cage, était coquine avec ses autres frères et sœurs, très différente, solitaire en même temps, malicieuse, décidée ».

Bianca, une toute petite peluche blanche, aussi blanche que Clovis était noir, car « je ne voulais pas trahir le fidèle protecteur et confident, ma "mémoire du temps d'avant". Merci à Clovis à jamais. [...] Bianca fait maintenant partie de ma vie ». Elle a appris à rester seule et à attendre sagement les soirs de vadrouille. « C'est mon bébé, c'est la petite fille que j'ai perdue. Parce qu'elle est petite, douce, je peux sans cesse la caresser, jouer comme avec un enfant, bêtifier sans honte. Je ne suis pas dupe de cette substitution, de cette petite chose arrivée comme ça. Et voilà, c'est tout simple. »

De nos jours, nul ne peut être sûr d'échapper à la solitude, et au naufrage, psychologique, social ou financier, où, dans une société rongée par le chômage, elle conduit un nombre croissant d'exclus. Fait significatif : si la majorité des solitaires continuent de dépasser la trentaine, le pourcentage des jeunes est en forte hausse. Et parmi ceux-ci, on en rencontre de plus en plus qui, au coin des rues ou dans les couloirs du métro, font la manche en compagnie d'un compagnon à quatre pattes, parfois traité comme un enfant, dans un sac ou sur une couverture. Est-ce seulement un outil pour appâter et faire fondre les âmes sensibles, comme le pensent d'aucuns ? Ou bien l'animal n'est-il pas pour eux une sorte de porte-parole qui exprime ce qu'ils ne savent plus dire ? Leur détresse, certes, mais peut-être aussi l'espoir d'être reconnus comme des êtres humains par leurs semblables ?

Car l'animal possède aussi cette vertu : il fait office de trait d'union, de médiateur entre les hommes, et il ouvre la porte au dialogue, comme le montre une étude présentée au congrès international de Montréal : « Les Animaux et nous ». Cette étude a été réalisée auprès de personnes âgées invitées à se promener seules, puis en compagnie d'un chien. Résultat : pratiquement personne ne fait attention à une personne seule. En revanche, quand elle est accompagnée d'un animal, près de 25 % des passants lui jettent un regard plein d'intérêt, et 5 % engagent même la conversation. Nombre de femmes bien plus jeunes peuvent le confirmer : dans les lieux publics, le chien constitue un excellent prétexte pour faire connaissance... voire pour draguer.

Paradoxalement, et contrairement à une idée reçue, la vie en couple est loin d'être l'antidote absolu contre la solitude. Certes, les statistiques comptabilisent avec précision les foyers qui ne sont composés que d'une seule personne : célibataires, divorcés, veuves et veufs. Mais, comme en témoignent les confidences faites à des médecins de l'âme ou aux S.O.S. qui officient aujourd'hui sur de multiples fronts, la solitude secrète, à deux ou en famille, est plus fréquente que l'on ne croit. La présence d'un animal peut-elle, en ce cas, aider à atténuer les difficultés de communication ? C'est ce qu'ont cherché à savoir deux psychologues américains de l'université de Bloomington. Trente couples en situation de crise ont accepté de se soumettre à l'expérience, tests psychologiques et physiologiques à l'appui. Compte tenu de l'échelle réduite d'une telle étude, on ne peut considérer ces résultats comme une preuve irréfutable, mais ils font apparaître que le chien semble jouer un rôle de tampon dans les conflits conjugaux et que, en tout cas, les réactions des intéressés sont, avec lui, beaucoup moins violentes. Cette présence affectueuse permet au couple d'exister dans une relation qui exclut souvent le monde extérieur, qui n'est ni vu, ni entendu. Silencieuse, cette présence alimente les déficits affectifs des conjoints, consolide ce qu'a parfois d'illusoire et de provisoire le lien conjugual. « C'est une manière pour nous de prouver que notre couple s'établit vraiment, et, sans la présence de Jules, notre épagneul, ça n'aurait pas été le cas », raconte Marie-Louise. « Si je me sens devenir trop agressif en rentrant du boulot, remarque François, je caresse mon chat. J'épargne ainsi ma compagne, qui ne mérite pas de subir mes excès d'humeur. »

Autre facteur : le stress, un mot fourre-tout qui a fait florès dans le langage courant depuis que ce mal a été découvert, dans les années 40, depuis qu'un médecin d'origine hongroise, Hans Selye, l'a mis en évidence et l'a baptisé du nom de « syndrome général d'adaptation ». Il est responsable de troubles divers : anxiété, insomnie, hypertension, problèmes digestifs ou désordres psychosomatiques...

Tel Janus[1], le stress a deux visages. Tonique, quand il donne un coup de fouet face à une difficulté, une épreuve ou un danger, quand il s'empare de l'étudiant avant un examen ou du sportif à la veille d'un match ; destructeur, quand il s'accumule et qu'il est subi dans la douleur, en particulier dans le cas de la solitude. De ses deux visages, on retient surtout le second. Pourtant, le stress en lui-même n'est pas pathogène. Il recouvre en fait l'ensemble des réactions de l'organisme face aux agents de l'environnement qui menacent son homéostasie, autrement dit l'équilibre entre ses différentes constantes biologiques. Et ces réactions ne dépendent pas de la nature de

1. Dieu romain représenté avec deux visages opposés : l'un jeune, l'autre âgé. Janvier, mois de Janus, commençait l'année.

l'agent stressant ; qu'il soit physique ou psychologique, la réponse est la même : l'organisme met en branle d'urgence toute une série de mécanismes régulateurs stéréotypés qui visent à rétablir l'équilibre.

Dès lors, pourquoi ces mécanismes de défense s'effondrent-ils chez certains individus ? Pourquoi sommes-nous inégaux devant le stress ? Les recherches actuelles en psycho-neuro-immunologie, une discipline qui pour la première fois réunit des spécialistes de tous les horizons, montrent chaque jour davantage l'étroite imbrication entre le corps et l'esprit, le va-et-vient constant qui s'opère entre le fonctionnement du système immunitaire, le système nerveux et le cerveau.

Le stress dépend également des réactions individuelles aux aléas de la vie, qui sont fonction de l'histoire et de la personnalité de chaque individu et aussi de ses relations avec son entourage, elles aussi singulières. Et c'est précisément dans ce domaine que l'animal peut aider à lutter contre le stress, simplement parce qu'il nourrit la communication affective et émotionnelle de celui qui souffre de ce trouble. C'est si vrai que, devant la montée générale de l'anxiété parmi ses patients, le Dr Cyrulnik reconnaît leur prescrire la compagnie d'un chien en guise de tranquillisant, en tout cas lorsqu'ils évoquent devant lui cette éventualité.

LE SIDA

Le sida terrifie les deux sexes. Les statistiques actuelles montrent que la maladie frappe désormais indifféremment hétérosexuels et homosexuels. Ce n'est plus une maladie qui touche surtout les homosexuels. Loin de menacer simplement les groupes à risques, homosexuels et toxicomanes, le sida rivalise dorénavant avec les plus grandes épidémies de l'histoire, comme celle de la peste noire.

Jean-Louis : « Tommy, pour lui, je refusais de me laisser aller. »

Ainsi, Jean-Louis, chef de publicité, raconte comment Tommy est devenu son seul soutien dans les jours difficiles qu'il traverse : « C'est en apprenant que mon ami était condamné que j'ai découvert ma propre séropositivité.

« Nous avions un chien, une petite boule de poils qui, je l'avoue, ne m'intéressait guère. C'était beaucoup plus le chien de Nicolas que le mien. Et puis il y a eu la mort... Et Tommy restait à mes pieds, comme s'il partageait ma peine. C'est alors que je me suis pris de passion pour ce chien. Il était là. C'était une présence. Je commençais à le découvrir, à le sortir, à le choyer. Nous vivions ensemble tous les deux, cahin-caha. Puis, j'ai sombré à mon tour dans la maladie : AZT, traitements, visites médicales, séjours à l'hôpital...

« Un seul être me poussait à réagir : Tommy. Pour lui, je refusais de me laisser aller. C'est comme cela que, jour après jour, je continuais de bouger, de sortir. Je m'accrochais à lui et il me le rendait bien.

« Parfois quand le moral chancelle, quand je vois l'avenir tout noir, je pense à lui. Comment supportera-t-il mon absence ? C'est pourquoi j'ai demandé à un couple d'amis de l'accueillir quand je ne serai plus là. Car je ne veux pas que Tommy finisse dans un refuge de la SPA. »

Les enfants ont besoin d'animaux et le reste de la famille aussi.

« La rapidité de la vie et, parfois, sa violence font que la présence d'un chat ou d'un chien ajoute à la qualité du retour chez soi. Ils apportent une sorte d'harmonie dans la famille. La famille homme et la famille bête forment un tout, un ensemble équilibré dans les mêmes intérêts communs. »

Jérôme GARCIN, rédacteur en chef à *l'Express*.

Généralement, les parents adoptent un animal parce qu'ils

décident que leurs enfants en ont « besoin ». En fait, ce besoin est partagé par toute la famille.

Savez-vous qu'un Français sur cinq possède un chat ? C'est un animal tranquille, pour lequel l'entretien et les soins sont simples. C'est un animal typiquement urbain.

Les motivations d'acquisition d'un chat sont moins complexes que celles d'un chien. Ne pouvant être considéré comme un animal social au sens strict du terme, son rôle thérapeutique auprès de l'humain se révèle-t-il moins diversifié que celui du chien ? Sa capacité à rester seul à la maison le rend plus qu'attractif pour ceux qui travaillent et qui s'absentent souvent de leur domicile.

Prisé pour son esthétique, son mélange savant de douceur et de fierté, il est davantage représentatif de l'état sauvage de la nature que le chien, plus socialisé. Le chat semble être devenu domestique de son propre gré. Rudyard Kipling nous donna dans son livre enchanteur *Histoires comme ça* sa version sur la façon dont les premiers chats furent apprivoisés, et K. Lorenz déclarait : « Il n'y a pas un animal qui, tout au long d'une association séculaire avec l'homme, ait si peu changé que le chat. » De nombreux hommes et femmes de plume le privilégient comme animal de compagnie et l'évoquent avec talent et passion. Ainsi Théophile Gautier écrit : « Dans sa tendresse, [le chat] garde son libre arbitre et il ne fera pas pour vous ce qu'il juge déraisonnable ; mais une fois qu'il s'est donné à vous, quelle confiance absolue, quelle fidélité d'affection ! » Et, plus récemment, Bernard Pivot déclare : « Lorsque l'écrivain fait usage d'une machine à écrire, il arrive que son chat en bloque le chariot par différentes manœuvres, la plus efficace étant son installation, assis ou couché, sur la machine même ; surtout ne pas le déranger ! Il indique clairement que l'heure n'est pas venue de taper de grandes choses et qu'il faut attendre — faisons confiance à son flair artistique — des heures ou des jours plus propices. »

Outre qu'il agit sur la solitude, la dépression, sur tous les maux du siècle, ce qui lui permet de prendre une place de plus en plus importante dans notre société « bétonnée », le chat, tout comme le chien, le poisson, influe bien plus que l'on n'est en droit de le penser sur notre qualité de vie. Il intervient, tant sur le plan physique que psychique, dans des secteurs très différents, sur lesquels les scientifiques commencent à se pencher très attentivement.

Dans la société moderne occidentale, une nouvelle configuration familiale est née : une mosaïque éclatée et recomposée — telle que, dans son ouvrage *La Famille incertaine* (éditions Odile Jacob), le démographe Louis Roussel en dresse la typologie —, ainsi qu'elle se dégage des analyses actuelles. Il distingue la famille « histoire », fondée sur la solidarité, l'affectivité et la longévité ; les couples « modernes », qui se sont mariés par amour ; les « fusionnels », amoureux mais pas forcément mariés ; les familles « club », sortes d'associations contractuelles qui ne tiennent que pour autant que chacun des membres y trouve son compte. À quoi vient s'ajouter le grand nombre des familles monoparentales. Aujourd'hui, 10 % des enfants de 13 à 16 ans vivent avec un parent seul, généralement leur mère.

Résultat, dans ce tourbillon familial, l'animal devient un repère stable auquel on se fie, un membre à part entière de la famille sur lequel on projette toutes sortes d'élans affectifs, voire passionnels. Il est souvent le seul à accueillir les enfants au retour de l'école. « Voilà un an, Nestor, un chien sans collier, abandonné au bord d'une autoroute, nous a quittées au bout de quatorze ans de vie commune. Une perte très douloureuse pour moi comme pour ma fille. Peu de temps après, Marie m'a dit qu'elle trouvait insupportable de rentrer dans une maison vide, où personne n'attendait plus ses câlins. Et elle m'a demandé pourquoi moi qui avais toujours eu des chiens, je n'en adopterais pas un autre. Sa demande était si forte que, malgré un chagrin encore vif, j'ai pris la décision de recueillir un chiot dont le vétérinaire m'avait parlé parce que ses maîtres voulaient s'en débarrasser. Il est aujourd'hui le rayon de soleil dans la maison », confesse Chantal, divorcée, mère d'une adolescente d'une quinzaine d'années.

Nombre d'observateurs sont également frappés par le nombre de jeunes couples qui, grâce à la maîtrise de la contraception, commencent par adopter un animal en croyant ne pas trop hypothéquer l'avenir et qui avouent, ultérieurement, avoir du mal à programmer un bébé.

Parler de la vie à deux et du rôle intermédiaire de l'animal entre ceux qui composent le couple ne peut se faire sans évoquer la place de l'« enfant futur », vécu comme une charge et qui devient l'objet d'un choix, d'un changement de statut à assumer.

L'enfant peut être vécu comme une entrave à l'épanouissement personnel de chacun, et les conjoints diffèrent leur décision en adoptant un chat ou un chien : « Un enfant, c'est une sacrée décision à prendre et on n'est pas prêts. Avec un animal tout est plus simple et plus facile, c'est un avant-goût des responsabilités, ça nous donne le temps de réfléchir. » Faut-il se réjouir de cette présence qui peut tout aussi bien favoriser l'équilibre du couple et celui de l'enfant à venir que souligner une forme de désespérance, d'à-quoi-bon, de réprobation muette, face à une société en pleine mutation où l'homme surprotège l'animal, pratique à tel point une sorte de *nursing* qu'il enferme cet être dans sa propre solitude ?

Pour un couple homosexuel, l'adoption, possible en droit, est pratiquement impossible en fait. Le choix d'un animal, de son nom, l'enseignement de la propreté, son éducation seront autant de modèles calqués, inconsciemment ou non, sur les comportements de parents de nouveaux-nés. Et que dire quand l'animal, s'il est de race, obtient sa confirmation ? C'est l'équivalent du premier satisfecit que l'enfant rapporte de l'école ; la première valorisation des maîtres de l'animal en tant que parents putatifs.

Comme pour tant d'autres couples, l'animal représentera un substitut d'enfant. Le vieil adage « tel maître tel chien » trouvera alors, bien souvent, une illustration, car, sans tomber dans la caricature, il semblerait que le choix de la race, dans le cas du chien notamment, ne soit pas innocent et qu'à travers ce choix on puisse entrevoir la personnalité du maître.

Mais, ce qui intéresse avant tout, c'est la suraffection que l'animal reçoit. Elle est proportionnelle à l'importance qu'on lui donne à celle du rôle qu'on lui fait jouer. Il faut savoir démêler la tendresse vraie et instinctive des faux-semblants, et ne demander à l'animal que ce qu'il peut donner.

Substitut de l'enfant que l'on a peur d'avoir, de la petite sœur ou du petit frère que l'on n'a pas eu, du conjoint qui a fait ses valises ou du compagnon au long cours que la mort a emporté, voilà autant de rôles compensateurs et consolateurs que nombre de personnes assignent, plus ou moins consciemment, à leur animal favori et que celui-ci endosse avec plus ou moins de bonheur.

Bien sûr, on ne peut pas nier qu'un chien ou un chat, ou même un couple de canaris, aide les personnes qui souffrent à vivre, mais l'animal-substitut n'est qu'une partie de la réalité. Contrairement à une idée reçue, ce ne sont pas les personnes seules ou âgées qui s'entourent le plus d'animaux de compagnie. Elles en possèdent deux fois moins que les autres. Une majorité de maîtres se recrute parmi les familles qui ont un ou plusieurs enfants.

L'ENFANT ET L'ANIMAL

Si nous ne comprenons pas ce que les rochers, les arbres et les animaux ont à nous dire, c'est que nous ne sommes pas assez en harmonie avec eux [...] comme l'enfant est égocentrique, il compte sur l'animal pour lui parler des choses qui, pour lui, ont une signification... L'enfant est persuadé que l'animal comprend et réagit affectivement, même s'il ne le manifeste pas ouvertement.

Bruno BETTELHEIM

Le côté divertissant des animaux est généralement la raison pour laquelle on en offre aux enfants. C'est un jouet, mais un jouet qui apporte beaucoup plus que le jeu. Les psychologues estiment que l'amitié qu'un enfant porte à l'animal lui permet d'évoluer affectivement, d'étendre à autrui l'amour qu'il éprouve pour ses parents. Il lui permet de donner libre cours à son instinct de protection. Prendre soin d'un animal enseigne la responsabilité.

DE LA PELUCHE À L'ANIMAL VIVANT

Que ce soit un ours, un lapin ou même un tigre, qu'il s'appelle Nounours, Titi ou Baba, l'animal en peluche reste sans conteste le premier objet d'amour du bébé : il le mâchouille, le renifle, le pétrit, et ne saurait s'endormir sans l'avoir entre ses bras.

Ce jouet doux et moelleux qui engendre une volupté tactile et un sentiment de sécurité est un bon exemple d'objet transitionnel, « à mi-chemin entre le fantasme et la réalité, symbole pour le petit enfant du sein maternel », écrivait, dès les années 50, le psychanalyste Donald W. Winnicott. Mais l'animal en peluche n'est qu'un simple jouet affectif. Avoir un chien, un chat, un lapin, un hamster, est mille fois plus passionnant ! C'est avant tout un être vivant. Cela ne se laisse pas manipuler sans réagir, et une véritable communication tactile et verbale, très riche, s'établit avec ce compagnon différent. Puis, quand l'enfant grandira, l'animal deviendra ami, serviteur, admirateur, esclave, bouc émissaire...

Cette relation privilégiée entre l'enfant et l'animal ne pouvait manquer d'intéresser de plus en plus les psychiatres, les psychanalystes, les pédiatres et les vétérinaires. Aux États-Unis, au début des années 50, B. Levinson, psychiatre, se penchait déjà sur ce phénomène. En 1989, le pédiatre T. Berry Brazelton déclarait : « La présence animale est un "plus" dans l'univers de l'enfant et contribue à son développement harmonieux. »

CHIEN, CHAT, SOURIS, HAMSTER ?

Dès l'âge de 3 ou 4 ans, l'enfant peut prendre un cobaye sur ses genoux, faire trotter une souris blanche sur ses bras. Animaux doux et faciles à apprivoiser, les hamsters ou les lapins nains constituent des compagnons de choix.

Ainsi, Fanny, 8 mois, plonge avec délices ses petits doigts dans la douce et chaude fourrure du chat Arthur et elle gazouille de joie. Les battements de queue et les coups de langue de la chienne, Toutine, la ravissent aussi.

Pour T. Berry Brazelton, « le contact humide et tactile stimule l'affectivité de l'enfant et permet très tôt de développer son système immunitaire ».

Les pédiatres l'affirment, les enfants élevés avec un animal familier sucent beaucoup moins leur pouce que les autres. Ils sont plus sociables et maîtrisent davantage leur colère. De plus, il semble évident que la présence sécurisante de l'animal et le fait de jouer avec lui favorisent le développement psychomoteur du tout-petit et sa découverte de l'environnement. Tous les enfants ont besoin d'un animal, qu'ils aient ou non des problèmes.

Le Dr Jean Duché, pédopsychiatre français, a énuméré les multiples rôles de l'animal auprès de l'enfant :

• Compagnon de jeu.

Le chien qui garde toute sa vie un sens ludique prononcé se retrouve, avec l'enfant, face à un personnage qui lui ressemble. Le jeu est la source de l'extraordinaire et enrichissante complicité qui les réunit — et les unit.

Le chat, plus indépendant, peut lui aussi entretenir des rapports privilégiés avec l'enfant. Mais c'est davantage son comportement qui servira au futur adulte de modèle dans sa socialisation. Le chat vient solliciter les caresses mais s'enfuit dès qu'il juge que l'enfant se comporte mal à son égard ou quand il en a simplement assez. L'enfant apprend ainsi que sa volonté n'est pas toujours la plus forte.

• Interlocuteur à sa mesure.

Grâce à son ami à quatre pattes, l'enfant qui se sent dominé par ses parents ou ses aînés se trouve dans la position gratifiante du maître absolu, mais il apprend également ses devoirs envers lui. Il devra être prêt à lui sacrifier du temps et quelquefois un peu d'argent.

• Ami capable de satisfaire son immense besoin affectif.
Il aide l'enfant à supporter la séparation d'avec sa mère et lui donne, que son petit maître soit beau ou laid, un amour inconditionnel. Un amour dont les enfants ont encore plus besoin lorsqu'ils souffrent d'un handicap. Être accepté tel qu'on est permet une réconciliation avec soi-même.

• Précieux exutoire à la colère.
L'enfant tape sur son chien si celui-ci l'ennuie ou lorsque lui-même s'est fait gronder, et il découvre en même temps les limites à ne pas dépasser : celles de la patience de son temporaire souffre-douleur.

• Médiateur pour l'apprentissage de la séparation définitive.
Toute belle histoire a une fin. La disparition d'un animal est souvent, pour un enfant, la première approche de la mort. Cette séparation forcée, il va apprendre à en parler et, petit à petit, apprendre à vivre avec elle.

Avoir un animal est une perpétuelle leçon de vie. Un enfant de sixième auquel l'on demandait pourquoi il voulait un chien a répondu : « Ils égaient la vie, on peut les observer, voir comment ils vivent. »

Vivre avec un animal, c'est aussi faire l'apprentissage des responsabilités : un chien doit être nourri, brossé et promené. Ce qu'un enfant de 7 ans est capable d'assumer.

La présence d'un animal apparaît également comme favorable à la stabilisation et au resserrement des liens familiaux. Elle permet des échanges plus faciles, elle peut aider les parents dans leur tâche éducative et même jouer un rôle de catalyseur dans la solution des conflits.

Avant 8 ans, l'enfant est persuadé que l'animal pense comme lui. Il lui raconte ses angoisses, ses joies et ses peines, partage avec lui les expériences de la haine et de l'amour, ce qui favorise l'équilibre émotionnel. Ce rôle de confident peut durer longtemps.

Ces témoignages, recueillis auprès d'élèves de cinquième et de sixième du CES Charles-Péguy d'Arras, sont révélateurs :

« J'adore les animaux. On peut leur confier nos peines, nos joies, se distraire avec eux. Je me confie toujours à ma chienne avant de parler à mes parents. »

« Un animal remplace une personne, on peut lui parler, on est libre de lui dire ce qu'on veut. On est sûr qu'il ne ne nous contredira pas. »

Il n'est donc pas surprenant que l'immense majorité des enfants désire un animal, n'importe lequel pourvu qu'il soit vivant. Ainsi, sur deux cent seize petits Québécois interrogés, trois seulement ne voulaient pas d'animal. L'enfant n'a pas à faire état de ses résultats scolaires ou de son conformisme aux exigences sociales pour être compris et fêté : « Il allait m'attendre sur le chemin de l'école. » (Stéphanie, 10 ans.) L'immédiateté des réactions supprime la perplexité sur la signification du message, la spontanéité caractérise le dialogue : « Mon serin me chante des chansons tous les jours. » (Dominique, 11 ans.) « Ma perruche me donnait des petits coups de bec quand elle me voyait. » (Martine, 10 ans.) « La chatte est toujours contente quand j'arrive de l'école ; elle se couche sur mes genoux ou à côté de moi. » (Stéphane, 11 ans et 6 mois.) « Mes poissons, quand ils me voient, sont tout excités de me voir. » (Maryse, 10 ans et 6 mois.) Les témoignages ne manquent pas pour illustrer cette amitié merveilleuse.

« Ce sont surtout les enfants de 7 à 12 ans qui réclament le plus âprement un animal familier et, à cet âge, les filles ont une préférence pour le chat et les garçons pour le chien », constatait le Dr Condoret, pionnier en France de la thérapie par l'animal.

PREMIÈRES ÉTUDES EN FRANCE

Si les interactions entre le jeune enfant et son animal familier intéressent de plus en plus de chercheurs, les publications à ce sujet sont encore peu nombreuses.

En France, l'équipe de chercheurs du laboratoire de psychophysiologie de la faculté de Besançon a été la première, sous la direction du Pr Hubert Montagner, à étudier scientifiquement ces relations qui s'expriment le plus souvent à travers un langage non verbal. Ses travaux, films vidéo à l'appui, nous apprennent que, dans plus de 80 % des cas, c'est l'enfant qui prend l'initiative des contacts corporels avec son chien.

L'acte de toucher, qui représente 68 % des comportements de l'enfant, joue un rôle dans la réduction de l'anxiété notamment après une situation de stress (des études américaines ont montré que la pression artérielle d'une personne diminuait lorsqu'elle caressait un chien).

L'âge du chien, sa taille et son sexe ont un rôle important : l'enfant recherche plus activement un chien âgé qu'un jeune. Il agresse moins souvent un chien de grande taille qu'un petit, et caresse plus souvent une femelle qu'un mâle. La fréquence des interactions dues aux initiatives de l'enfant, enfin, est plus élevée si le chien était déjà dans la famille à sa naissance.

Le compagnon idéal sera donc une chienne, ni trop jeune ni trop âgée, de grande taille, et qui était dans la famille avant la naissance de l'enfant.

Les comportements sont différents selon l'âge de l'enfant : vers 2-3 ans, il montre des comportements agressifs envers son chien. Les comportements d'apaisement apparaissent chez l'enfant de 3-4 ans et les interactions agissant par l'intermédiaire d'un objet, entre 4 et 5 ans.

Le chien ne répond au comportement de l'enfant que dans 43 % des cas. Les attitudes agressives sont celles qui ont le plus de chances d'être suivies d'une réponse de l'animal ; le plus souvent, il se détourne et prend la fuite (la fréquence des réponses agressives étant environ dix fois plus faible).

« Le jeune enfant ayant tendance à reporter sur d'autres enfants ou sur l'animal familier les agressions qu'il a subies, notamment à la crèche ou à l'école, le chien familier, en ne répondant pas de façon agressive aux violences qui lui sont destinées, joue un rôle non négligeable dans la régulation des conduites sociales et conflictuelles de l'enfant. En effet, ne recevant pas d'agression en réponse à ses actes d'agression, l'enfant passe alors souvent à d'autres modes de comportement, non seulement avec son chien, mais aussi avec les personnes de son entourage familial », note l'équipe du Pr Montagner. « L'âge de 3 ans est essentiel dans le développement de l'enfant, qui devient très sensible au comportement de la famille. À cet âge, nous sommes certains que le chien peut contribuer à la régression des comportements d'isolement et d'agression », précise encore ce dernier.

Les chercheurs français poursuivent actuellement des études avec des enfants en difficulté et des enfants dits caractériels, instables, anxieux, inadaptés, psychotiques, etc.

Mario est un adolescent agressif et renfermé. Il ne parle pratiquement à personne. Accroché à sa guitare, il s'enferme dans un silence qui est agressif tant vis-à-vis des éducateurs que des autres pensionnaire du Centre familial des jeunes de Vitry. Malgré les efforts de tous, il reste indifférent à toute démarche ou tentative de type affectif. Une fois pourtant, il dépassa son enfermement, à la grande surprise des éducateurs qui assistèrent à la scène. Ce soir-là, Mario erre dans les couloirs de la maison et croise plusieurs éducateurs. Exceptionnellement, il leur adresse la parole en premier, sans chercher un seul instant à justifier sa présence à une heure aussi tardive. Il parle parce qu'il est inquiet : Prince, le chien du centre, ne dort pas. Et Mario, le taciturne, d'expliquer : « Ils ont fermé la porte, alors il ne peut pas entrer. Et il ne sait plus où aller. Il va et vient dans les escaliers. Et puis, il ne voudra pas dormir avec moi. »

Pour la première fois depuis son arrivée au centre, Mario prend en compte l'existence d'un autre que lui. Dans le même temps, il laisse transparaître son angoisse de ne pas savoir si même un chien acceptera la tendresse qu'il lui propose.

En fin de compte, Mario se décidera à monter dans sa chambre avec Prince. C'était le premier signe que les éducateurs eussent d'une évolution de Mario envers autrui.

Toutes ces recherches, visant à donner une connaissance précise des stimulations échangées entre l'enfant et son animal familier, sont indispensables pour cerner les mécanismes qui sont à l'origine d'effets positifs chez l'enfant et aussi des réactions du chien dommageables à l'enfant, comme les morsures ou le refus de contacts.

LES MORSURES

Le risque de morsure en effet n'est pas négligeable. Deux tranches d'âge sont particulièrement exposées : les 2-5 ans et les 10-14 ans. Une étude faite sur deux cent quarante-six cas de morsure montre que 60 % concernent des garçons. Dans plus de la moitié des cas, il s'agit du chien de la famille, puis de l'entourage. Le berger allemand est le plus souvent accusé, mais il s'agit souvent de bâtards et de chiens dressés à l'attaque. Les mâles représentent 78,4 % des « mordeurs » et les jeunes chiens de moins de 3 ans, plus de 70 % des cas.

Ce risque peut être évité par un bon choix de l'animal. Si l'on retire trop tôt un chiot de la portée et surtout si on le dresse pour qu'il développe des comportements agressifs, on crée des conditions qui favorisent l'apparition d'actes agressifs dès que l'environnement s'y prête, l'intrusion d'un étranger, par exemple.

Au contraire, un chiot qui a eu le temps d'apprendre à maîtriser ses réactions lors de jeux avec ses frères et qui a été socialisé et habitué à l'homme, au bon moment, deviendra un adulte équilibré qui ne mordra jamais, pour peu que son éducation ait été bien conduite : le sujet à tendance dominatrice doit être immédiatement remis à sa place et soumis à l'autorité du maître, qui joue le rôle de chef de meute. Un chien équilibré et bien socialisé n'agresse jamais un enfant, de la même façon qu'il inhibe sa tendance à l'agression face à un chiot.

Si le chien n'est pas bien socialisé, pour s'adapter à l'espèce humaine, il aura tendance à considérer l'enfant comme un être inquiétant, qu'il va agresser par peur. Ce type d'agression est le plus courant, il constitue de 30 à 35 % des cas et engendre souvent les blessures les plus sévères. Il survient généralement contre des enfants de 9 à 24 mois qui vont jusqu'à poursuivre le chien jusque sous le meuble où il se réfugie, alors que l'animal a déjà donné des signes d'impatience que l'enfant n'a pas compris.

Lorsque l'animal se trouve face à des réactions inhabituelles de l'enfant, il se pose pour lui un problème de compréhension. Si à cela s'ajoute une expérience traumatisante et un état psychologique et physiologique particulier, un accident peut alors survenir. Ainsi, une chienne maltraitée et qui vient d'avoir des petits risque de présenter une réaction violente face à un bébé qui lui tire les poils.

Lorsque l'enfant change brusquement d'état émotionnel, le chien qui le ressent peut devenir tout à coup agressif.

Les agressions dues à l'irritation peuvent se rencontrer lorsque l'enfant malmène un animal qui souffre, par exemple, de rhumatismes. En général, les mimiques de menace suffisent à dissuader l'enfant et le chien ne mord pas.

Avec un chien dominateur, les accidents surviennent surtout à l'approche de la puberté de l'adolescent, phénomène que l'animal découvre grâce aux odeurs des phéromones (sécrétions susceptibles de déclencher des réactions comportementales). Là aussi, les grognements précèdent les morsures et évitent le plus souvent des blessures.

Même si le chien est pacifique, la prudence commande de ne jamais le laisser dans un lieu clos en tête-à-tête avec un enfant qui n'a pas encore l'âge de raison.

Aux États-Unis, Terry Ryan et son équipe de volontaires du *People Pet Partnership* (« partenariat humain-animal ») vont dans les classes de maternelle et du primaire avec leurs chiens, pour expliquer aux enfants comment décrypter les attitudes d'un animal inconnu et quel comportement adopter en sa présence. Il s'agit d'un programme très vivant, auquel les enfants participent activement, les élèves ayant été préalablement sensibilisés par leur maître. Les séances durent de dix à quinze minutes en maternelle et de dix à trente minutes dans le primaire.

Les enfants apprennent de manière pratique et interactive qu'on ne touche pas un chien sans la permission de son maître et sans prendre certaines précautions : s'approcher de côté, tendre les paumes, ne pas le regarder en face, etc. Ils miment toutes les situations envisagées.

Ce travail de sensibilisation peut être mis en pratique à n'importe quel moment et il marque suffisamment les enfants pour qu'ils se souviennent des principaux conseils lorsqu'ils se trouvent face à un animal inconnu ou menaçant (aux États-Unis, la moitié des enfants ont été mordus par un chien avant l'âge de 14 ans, avec un pic inquiétant à 9 ans).

L'ANIMAL FAMILIER À L'ÉCOLE

Il n'y a encore pas si longtemps, la présence de l'animal à l'école était l'exception. Seuls Maria Montessori, Célestin Freinet ou Ovide Decroly avaient jugé intéressant de le faire participer à leur activité pédagogique. En 1970, le Dr Condoret proposait une méthode d'éveil utilisant l'animal comme support. Il estimait que l'école « devait opérer une rééducation rendue nécessaire par le style de vie de l'enfant des villes, lequel n'avait de certains animaux qu'une image coupée de toute attache avec le réel ». Quelques enseignants adhérèrent à son projet, et de petits animaux, hamsters, souris, tourterelles et même un chien entrèrent dans quelques écoles de la région. Une première dans les établissements de l'Éducation nationale.

Plus de vingt ans après, l'idée a fait du chemin, et rares sont les maternelles ou les premières classes du primaire qui ne possèdent pas aujourd'hui leur animal, voire un élevage miniature. Et ce, avec la bénédiction de l'Éducation nationale, qui, dans une circulaire d'août 1977, décidait : « Dès la section des petits, les enfants devront avoir l'occasion de s'émouvoir à la vue d'un animal, de le soigner, de comprendre la nécessité de ne pas le faire souffrir. »

Les enseignants qui ont fait le choix heureux de suivre cette directive s'en félicitent : l'animal suscite un regain d'intérêt pour l'école. C'est un instrument qui favorise les rencontres et l'acquisition de connaissances nouvelles, il améliore les relations interpersonnelles, crée une meilleure ambiance et dynamise le groupe. Son apport psycho-éducatif est très important. Il suffit d'un cochon d'Inde ou de trois hamsters dans une classe pour que les timides s'enhardissent, que les agités se calment et que les agressifs le soient moins. L'animal qui appartient à toute la classe resserre les liens sociaux, favorise la prise de conscience d'une responsabilité commune, l'esprit de groupe, le partage des tâches. « Il paraît déclencher chez l'enfant à la fois le sens des responsabilités, un sentiment protecteur et un désir de coopération spontanée » avait remarqué le Dr Condoret.

De plus, l'animal est l'objet d'une charge affective qui comble le fossé entre la maison et l'école. Le tout-petit qui pleure à la maternelle se console plus vite si on lui met le lapin de la classe dans les bras. L'enfant qui a des problèmes affectifs noue très souvent des relations privilégiées avec l'animal de la classe, s'en occupe et, par ce biais, s'ouvre plus facilement aux autres.

C'est aussi un outil pédagogique remarquable. « Nous avions trois escargots en pension dans la classe et mes élèves sont devenus imbattables sur les mœurs des gastéropodes », témoigne un instituteur de CM2.

Dans une classe de CP, une famille de hamsters, espèce prolifique comme chacun sait, a grandement facilité les leçons de calcul, l'apprentissage de la pesée et a permis de sensibiliser les élèves à la reproduction, à la naissance, à l'élevage des jeunes, à l'hygiène — il fallait nettoyer la cage tous les jours —, et à la mort — quand la courte existence du hamster mâle a pris fin.

Les animaux peuvent d'ailleurs servir de support à toutes

les matières, inspirer des sujets de rédaction, des poèmes, les cours de géographie, etc.

L'animal installé à l'école pose certes quelques problèmes d'intendance. Il faut s'en occuper pendant les congés de fin de semaine et les vacances. Le personnel n'est pas toujours volontaire pour assurer le surcroît de travail qu'il peut imposer.

Quelques écoles ont intégré le chien ou le chat à leur programme pédagogique, pour le plus grand épanouissement des enfants. Ainsi, à Agen, les élèves de l'école Joseph-Bara ont pour compagnons deux chiens appartenant à des enseignantes. L'expérience se déroule sous l'œil de l'équipe du Pr Montagner et de Michel Chanton, éducateur canin, qui observent le comportement du chien et de l'enfant et la communication enfant-animal.

Jeanine Deunff, inspectrice générale des écoles, a souligné publiquement que l'animal a un rôle pédagogique grâce auquel des enfants ont abordé des sujets aussi difficiles que la sexualité, la sociabilité, le cycle de la vie, et la mort. Par ailleurs, de nombreux enseignants témoignent de l'apport affectif quotidien apporté par l'animal aux élèves en difficulté et de son rôle déterminant pour rétablir une communication avec des élèves qui rejettent le système éducatif.

De l'école, on passe donc à des institutions réservées aux enfants à problèmes, le plus célèbre de ces établissements est sans aucun doute la ferme éducative de Green Chimneys, près de New York. Son créateur, Samuel Ross, a pu vérifier que l'animal familier possédait des vertus incomparables pour aider les jeunes en difficulté à retrouver des repères affectifs et le sens de leur utilité sociale.

Ces fermes pédagogiques, où les enfants mis au contact d'animaux développent des relations interspécifiques d'une grande richesse affective et éducative, commencent à se développer en France.

Une autre expérience est riche de promesses : l'étude sur l'enfant et l'animal menée par le Pr Montagner et ses collaborateurs à Montpellier, ainsi que par les chercheurs du laboratoire de psychophysiologie de l'université de Franche-Comté, en collaboration étroite avec des enseignants. Le but de cette recherche est d'analyser et de quantifier le comportement et les relations des animaux avec les humains, au travers des représentations que constituent les peintures des enfants. Un protocole, une liste de variables et un mode d'emploi sont envoyés aux enseignants volontaires avant l'organisation des séances picturales, qui sont organisées tout au long de l'année scolaire. Menée sous l'égide de l'Éducation nationale, l'expérience a été précédée de deux stages sur le thème de « L'enfant et la vie animale », suivis par trente instituteurs.

Ces représentations picturales sont susceptibles d'apporter des informations originales sur la genèse et les fluctuations des représentations mentales des enfants par rapport aux facteurs de développement, aux événements familiaux, aux succès et aux échecs scolaires. « Cela, en raison de la place que les animaux occupent dans l'intérêt spontané, la curiosité, l'affectivité, les émotions, l'imaginaire et l'univers fantasmatique des enfants », précise le Pr Montagner.

En présence d'animaux, on a constaté que les enfants ne manifestaient aucune conduite agressive, se partageaient les tâches (nourriture, entretien), effectuaient un travail collectif, la confrontation étant un moteur puissant. « L'utilisation de la vie animale permet de révéler des compétences cachées chez les enfants, les aide à découvrir leurs potentialités sans l'intervention des pédagogues, et révèle la multiplicité des processus et mécanismes d'apprentissage », constate encore le Pr Montagner.

Cette interaction homme-animal est donc privilégiée dans la stratégie prévue pour certaines classes, où l'on verra moins de redoublements et où les enfants d'âges différents progresseront à leur rythme.

Cette recherche devrait déboucher sur de nouveaux projets d'introduction d'animaux dans les classes, puis sur des études comparatives des comportements, des activités et des représentations mentales des enfants de ces classes et de ceux de classes témoins, sans animaux.

Aux États-Unis, l'animal est utilisé pour combattre l'échec scolaire. À Miami, dans ce but, un programme original associe enfants et animaux depuis 1987. Il est animé par Dick Dilmann et son équipe.

Trois cents enfants de niveau élémentaire se retrouvent dans un centre chaque semaine pendant une heure et demie et sont en présence de nombreuses espèces animales : poules, lapins, cochons, bœufs, chiens, chats, oiseaux, serpents, etc. Les enfants sont traités comme des enfants et les animaux sont là pour leur faire prendre conscience de leur valeur, les sortir du sentiment d'échec qui les submergent. Ces quatre-vingt-dix minutes hebdomadaires permettent aux enfants de mieux travailler au sein du système scolaire traditionnel et de poursuivre leurs études.

Toutes ces expériences et études ont montré que si l'animal a une influence sur l'enfant au niveau psychologique, celle-ci est toujours positive. En effet, aucune influence négative n'a été rapportée, seule une absence d'effet a parfois été observée. L'animal est donc un « plus » dans le contexte affectif ou thérapeutique de l'enfant.

Pour le Dr Condoret, il est le miroir fidèle de toutes les réalités de l'espèce humaine. L'enfant trouve en lui un repère, un support. L'animal peut permettre le dépistage précoce des handicaps socioculturels, une pédagogie relationnelle de type naturel, une stimulation décisive dans l'apparition du langage. Il peut faciliter la disparition de certains troubles du comportement (énurésie, frayeurs nocturnes, difficultés d'endormissement).

C'est dans cet esprit qu'il a fondé la SEPMRAE (Société pour l'étude psychosociologique et médico-pédagogique de la relation à l'animal familier chez les enfants adaptés ou à adapter).

LE DEUIL

Dans une société comme la nôtre, qui occulte toute référence à la mort, l'animal peut apparaître comme un médiateur entre l'homme et son destin. À travers lui, l'être humain peut réapprendre que la mort existe et retrouver les rituels funéraires que notre culture a bannis. L'enfant, prenant conscience de cette réalité, deviendra un adulte responsable, confronté à la mort réelle et non à cette mort quasi mythique qu'il peut voir à la télévision, où mourir n'est qu'un jeu. Et, comme beaucoup de comportements instinctifs perdus, il va falloir que l'homme fasse le réapprentissage du deuil.

Il semblerait, comme l'ont étudié les Américains, que la perte d'un animal familier soit l'apprentissage du deuil. Bien sûr, on pourrait objecter que faire le deuil d'un animal familier n'est plus de la zoothérapie ; mais apprendre à gérer ses émotions face à une réalité physique, et ainsi dédramatiser un phénomène, somme toute naturel, entre dans le champ d'application d'une thérapie.

Pour l'enfant, voir mourir son animal, c'est être concrètement confronté à la mort, qui est évacuée de notre vie quotidienne : on meurt de plus en plus rarement chez soi entouré des siens, on ne signale plus la présence d'un mort dans une maison, et qui oserait encore, de nos jours, porter le deuil ou même un simple crêpe ? On n'exprime plus son chagrin, pleurer un mort, hormis le jour de l'enterrement, est presque indécent.

Or, lorsqu'il y a mort d'un animal, en classe par exemple, les psychologues sont pratiquement unanimes pour recommander de vivre cette mort en veillant l'animal, de ritualiser la symbolique du deuil en plaçant l'animal dans une boîte en carton, substitut du cercueil, en creusant un trou et en marquant d'une pierre l'endroit où il est inhumé. On peut à cette occasion évoquer une anecdote : Antoine, 10 ans, a enterré son lapin, Tibère, dans un coin de jardin, à Vaucresson, avec des carottes à ses côtés, retrouvant ainsi les rites funéraires ancestraux où l'on plaçait de la nourriture près du défunt.

Le rôle des parents et des éducateurs est important à ce stade du deuil, strictement affectif, où l'enfant devra apprendre à vivre avec cette absence et transformer en expérience enrichissante ce manque, l'accompagner dans les méandres de ses émotions. Mais il faut aussi lui faire comprendre que la vie continue, qu'un amour n'épuise pas tous les amours, qu'accepter la mort est indissociable du fait d'aimer la vie, qu'adopter un autre compagnon n'est pas une trahison.

Les vétérinaires français, après leurs confrères américains, ont pris conscience qu'ils pouvaient aussi intervenir lors de cette phase difficile et délicate, et en premier lieu, parce que ce sont eux qui bien souvent, interrompent la vie. Ils peuvent alors expliquer la raison du geste, promettre que tout se passera sans souffrance, faire en sorte que cet acte, grave, soit perçu comme nécessaire, lui faire perdre toute notion de banalité. Ils peuvent également, en se servant de leur expérience, montrer la nécessité de reprendre un autre animal, en s'attachant à démontrer qu'il n'y a pas trahison et que se souvenir est important.

En « récupérant » la mort de l'animal, l'homme peut à nouveau porter un regard calme et serein sur son destin : savoir qu'il faut vivre avec elle, qu'elle est une des composantes du cycle de la vie. Il lui faut réapprendre l'importance des rituels funéraires, du débordement, même outrancier, des pleurs et du chagrin. « Apprivoiser la mort », recommandait Philippe Ariès... comme on apprivoise un animal.

L'ANIMAL, UNE AIDE POUR LES HANDICAPÉS

Jean-Luc Vuillemenot, secrétaire général de l'AFIRAC, témoigne : « Si, actuellement en France, on pratiquait un sondage sur la zoothérapie, ou TFA, celle-ci serait identifiée probablement à l'utilisation des chiens-guides d'aveugles, application très directe, en ce sens qu'elle représente avant tout un soutien technique. En revanche, lorsqu'il s'agit d'évoquer l'autisme, le "chien social", la maladie d'Alzheimer [démence présénile], le développement de l'enfant, les problèmes neuromoteurs ou de parler des problèmes de mobilité, de dépendance et de tout ce que l'animal peut apporter dans tous ces domaines, manifestement l'opinion n'a pas encore pris conscience de l'importance du phénomène. Il y a un terrain qui commence à être défriché, "on vient de quitter la route et nous sommes au bord du champ", mais il y a vraiment beaucoup de chemin à parcourir. On en a entendu parler, mais de là à savoir ce que l'on est en droit d'espérer ou d'attendre et de savoir vraiment ce que l'on veut... ! »

LES HANDICAPÉS SENSORIELS

Déjà dans les années 75, un « nouveau » type d'entreprise commençait à se développer aux États-Unis : les *service dogs* ou *helper dogs* (« service d'aide par les chiens »). Formés par la Canine Companion for Independence (CCI), association créée cette année-là par Bonita Bergin, ils assistent les sourds et les handicapés mentaux et physiques dans leur vie quotidienne. Pour ces derniers, les chiens ne représentent pas seulement une protection physique ou un soutien affectif : ils savent aussi ramasser les objets que leurs maîtres laissent tomber de leurs fauteuils roulants, appuyer sur un bouton d'ascenseur, un interrupteur, ouvrir la porte du réfrigérateur... et même décrocher le combiné du téléphone ! Grâce aux donations qu'elle reçoit, la CCI a pu ainsi former des centaines de chiens d'assistance et les attribuer gratuitement aux personnes handicapées qui souhaitaient les obtenir.

Cette initiative fait des émules en France. Marie-Claude Lebret, professeur de biologie au lycée d'enseignement agricole d'Alençon, s'en est inspirée pour créer, en 1989, l'ANECAH, l'Association nationale d'éducation des chiens d'assistance pour handicapés. Soutenue par l'AFIRAC, elle forme des chiens d'assistance et elle a remis en 1991 à leurs maîtres, handicapés, les quatre premiers animaux d'assistance, des golden retrievers et des labradors, choisis pour leur adaptabilité, leur mémoire et leur sociabilité. Deux ans d'apprentissage sont nécessaires : les nouvelles promotions de chiens se succèdent, sept en 1992, huit en 1993... Reconnue et soutenue par les pouvoirs publics et des mécènes privés, l'ANECAH se verra bientôt dotée, au sein du lycée professionnel agricole de Saint-Gervais-d'Auvergne, d'une nouvelle école de formation européenne de chiens d'assistance. Cet établissement prépare déjà ses élèves, en deux ans, au BEP agricole d'élevage canin (435 heures d'enseignement technique et plusieurs stages) et au brevet de technicien agricole (éleveur de chiens). De nouveaux métiers sont ainsi offerts aux jeunes, ils sont liés au dressage de chiens de garde, d'assistance aux handicapés moteurs et aux aveugles, à celui de chiens d'avalanches et de catastrophes.

LES AVEUGLES

L'IHEA (Institut de l'homme, de l'enfant et de l'animal) de Besançon, travaille depuis longtemps avec la fondation québécoise MIRA pour former et attribuer des chiens-guides à des enfants et à des adolescents aveugles dès qu'ils ont 11-12 ans. En France, ces chiens sont en effet le plus souvent destinés aux jeunes d'au moins 17-18 ans. L'initiative de l'IHEA est donc une première dans notre pays, elle est permise en collaboration avec MIRA, par les échanges et stages destinés aux jeunes aveugles et à leurs chiens, pour les entraîner à la vie commune. La fondation québécoise, créée en 1981 par un entraîneur professionnel, Éric Saint-Pierre, est le premier centre canadien de dressage de chiens-guides d'aveugles. Grâce au millier de bénévoles du Québec et aux deux cents familles d'accueil des chiots que compte la fondation, les non-voyants bénéficient gratuitement d'un service qu'ils ne pouvaient auparavant obtenir qu'aux États-Unis. De soixante à cent chiens sont ainsi formés chaque année ; un centre de « pairage » (période d'entraînement et de connaissance réciproque entre maître et chien) reçoit depuis 1990 une centaine de personnes par an. Depuis cette année-là, Éric Saint-Pierre, Jean-Claude Filiatre, de l'IHEA, et Claude Baudouin, de l'université de Paris-Nord, ont mis sur pied un projet d'implantation de MIRA en France et organisé, pour les étudiants du doctorat en éthologie, des collaborations en matière de recherche et de formation. L'antenne française de MIRA ne sera pas seulement destinée aux aveugles, mais aussi aux autres handicapés. Pour J.-C. Filiatre, « c'est du réel, de l'oxygène, une amélioration certaine du cadre de vie de certains enfants ».

LES SOURDS

En ce qui concerne l'assistance aux handicapés auditifs, le chien se révèle aussi depuis peu un compagnon adéquat. L'association Le chien écouteur rappelle qu'en France, les sourds et malentendants (premier handicap national) représentent 7 % de la population. Or, les appareillages d'assistance sont souvent onéreux et pas toujours fiables. L'alternative est lancée par l'association en 1992, sur le modèle britannique de *Hearing dog for the deaf* (« chien écouteur pour les sourds »), qui, depuis plus de dix ans, a formé environ deux cents chiens pour sourds.

Le chien d'assistance, spécialement éduqué pour réagir à certains bruits familiers à la place de son maître, joue un rôle d'avertisseur, il a une fonction relationnelle et psychologique (antistress et antisolitude). Le but de l'association française, fondée par Irène Kuijer, laquelle a travaillé avec l'école de chiens-guides d'aveugles du Sud-Ouest, et Odile Poupart, sourde profonde, éducatrice de chiens pour sourds et diplômée de l'école d'ergothérapie de Montpellier, est de « former et remettre gratuitement des chiens d'assistance aux handicapés auditifs ».

LES HANDICAPÉS MENTAUX

On découvre également que de nouvelles voies s'ouvrent à la thérapie : le chien, par exemple, peut être un « aide-thérapeute » pour les enfants autistes ou schizophrènes.

L'AUTISME

L'enfant ou l'adulte autiste montre un repli sur lui-même, une indifférence à son entourage, un isolement partiel, voire total, du monde extérieur. Cette maladie grave, difficile à soigner, se traduit par une incapacité à communiquer de manière normale avec son entourage, les difficultés ou même l'absence de langage se doublant d'une humeur inégale. L'enfant autiste accepte mal le changement et son fonctionnement intellectuel est extrêmement fluctuant. Son visage est souvent sans expression, il ne cherche pas à imiter les mouvements des autres : il semble regarder « au travers » ou « au-delà » de son interlocuteur. Mais il attache beaucoup d'importance aux objets et aux attitudes routinières, et ses gestes peuvent être répétés inlassablement. Or, les personnes atteintes de troubles autistiques sont bizarrement capables de « performances » non verbales : souvent habiles à résoudre des casse-tête, à faire des jeux de construction, elles aiment aussi la musique, chantent juste et, surtout, possèdent parfois une mémoire remarquable, comme le notait déjà, en 1943, le psychiatre américain L. Kanner. Et c'est là, dans ce type de comportements verbal ou gestuel, que l'animal entre en scène de façon inattendue.

« Les gens handicapés agissent et réagissent de façon instinctive ; certains ne peuvent pas parler, aussi laissent-ils parler leur corps. Les êtres humains "normaux" ne peuvent comprendre de tels comportements. Les animaux le peuvent », remarquait avec justesse l'Autrichienne Christiane Mayer-Mixner [1], lors de la Ve conférence internationale de Monaco sur les relations entre les hommes et les animaux, en 1989. « Ainsi nos compagnons sont-ils capables de "rompre la glace" : lorsqu'un chien lèche la main d'un patient autiste, les gens, habituellement désarmés face au handicap, sourient ; l'infirmière, quoique surchargée de travail, prend le temps de sourire au chien et à la personne handicapée, et les gens habituellement agressifs cajolent l'animal et s'intéressent aussi à leur compagnon de chambre », constate-t-elle encore.

Pour pénétrer dans le monde fermé des enfants autistes et les stimuler, des psychothérapeutes, comme Carol Campbell, ont tenté aux États-Unis et au Canada plusieurs expériences avec des chiens. Dans un groupe de vingt enfants placés en unité spécialisée, on a choisi, parmi les plus handicapés, dix autistes. Cinq d'entre eux s'exprimaient à peine, les cinq autres uniquement par gestes, mais ces enfants présentaient tous le même type de comportement : peu ou pas de communi-

---

1. Christiane Mayer-Mixner, « Visite d'handicapés mentaux avec les animaux », Monaco, Ve conférence internationale sur les relations entre les hommes et les animaux, 15-18 novembre 1989.

cation spontanée, des mouvements stéréotypés et, pour certains, une déficience mentale profonde. Sans parler d'un comportement provocant, parfois violent et très instable. Pendant trois mois, à raison de deux séances de quinze minutes par semaine, les enfants ont été mis en présence de chiens amenés par des volontaires (non spécialistes de l'autisme). Ils ont alors pu faire marcher l'animal, le caresser, le nourrir, le nettoyer ou jouer avec lui. Au début des séances, Justin, 9 ans (dont le cas paraissait désespéré après un an d'institution et un QI inférieur à 20), tournait le dos au chien Buster et évitait toute relation avec lui, comme d'ailleurs la plupart des autres enfants. Justin avait bien déjà eu un chien chez lui lorsqu'il vivait encore avec sa famille, mais il n'y avait jamais prêté attention. Le petit garçon est parvenu, à la fin de l'expérience, à lancer la balle en direction de Buster, à l'appeler par son nom, à lui donner l'ordre de s'asseoir (en mettant bien le ton !) et même à écouter les indications du thérapeute dirigeant les séances.

Carol Campbell et son équipe ont ainsi pu observer que les enfants, s'apercevant que les chiens étaient doués de mouvements, en venaient à adopter un comportement exploratoire : ils essayaient de faire bouger le chien par des mimiques ou des gestes. Cette double interaction avec l'animal et avec le thérapeute, obligeait donc l'enfant à sortir de son petit univers. Dans ce domaine si compliqué de l'autisme, de tels progrès, mêmes légers, apparaissent très encourageants et permettent d'espérer l'extension de telles expériences, encore trop rares dans le domaine médico-éducatif.

À la suite du psychothérapeute américain Levinson, dont les travaux en 1969 sur les enfants autistes indiquaient que l'animal semble empêcher l'enfant de se retirer dans son monde, et de l'analyse de la communication verbale et non verbale menée par Cantell, McCraw et Howlin, Cyrulnik s'est lui aussi intéressé aux enfants autistes. Dans un de ses films, le psychiatre-éthologue nous fait découvrir que lorsqu'un enfant s'approche d'une biche, l'animal prend la fuite, sauf si l'enfant est autiste — car ce dernier ne regarde pas l'animal en face, il baisse les yeux et ne provoque ainsi aucune agressivité ou crainte chez le cervidé. L'expérience se déroulait au parc animalier Clos-Olive de Toulon, et les biches, craintives de nature, n'acceptaient de se laisser séduire et caresser que par les enfants dits à problèmes. Plus étonnant encore : au fil des semaines, non seulement les petits autistes commencèrent à agir de façon plus réfléchie, à s'exprimer davantage verbalement, mais ils traduisaient enfin leur émotion et se blottissaient contre les thérapeutes, au lieu de se mordre les lèvres ou de se frapper la tête, comme ils le faisaient auparavant lorsque ceux-là les approchaient.

Toujours dans le but de nouer un contact avec l'enfant autiste, de l'aider à trouver puis à maîtriser des moyens pour qu'il contourne ses difficultés et, en dernier lieu, afin de développer chez lui des aptitudes sociales et l'habilité (manuelle et artistique, entre autres) par l'intermédiaire de l'animal, d'autres expériences de zoothérapie ont été réalisées en France par le Dr Lang, cette fois-ci avec le cheval. Elle ont permis à des enfants autistes de découvrir l'intense plaisir corporel d'être porté et bercé au rythme du pas de leur cheval, tandis que la thérapeute leur chantait des comptines.

Dans tous les cas, l'animal, par sa présence, permet à l'enfant ou à l'adolescent de projeter ses émotions et de libérer ses angoisses. Chez l'autiste, l'intérêt suscité par l'animal paraît ainsi influencer son comportement de façon positive, en lui évitant les gestes répétitifs et en privilégiant les jeux sociaux.

D'autres tentatives, plus controversées, ont fait appel à l'intelligence et à la sociabilité bien connue du dauphin.

Allain Bougrain-Dubourg, producteur et animateur de l'émission *Animalia*, sur France 2, relate une expérience qui se déroule, côté « coulisses », à un moment où il ne tournait pas, dans un delphinarium, en Floride. « J'ai vu un autiste, âgé de 10 ans, carrément "bloqué" qui, lors de la dixième rencontre avec le dauphin, s'est soudainement mis à parler, avec une parfaite coordination fonctionnelle du geste et de la parole. Nous étions, mon équipe et moi-même, ainsi que les personnes responsables de séances, émus à un point que vous n'imaginez pas. Il n'existe pas de mots pour formuler ce qui venait d'arriver sous nos yeux ; nous avons été obligés de constater qu'il s'était passé quelque chose d'extraordinaire, qui échappe à toute forme de jugement et qui participe de la "miracologie". Nous ne pouvons que témoigner des pouvoirs de la zoothérapie. »

Cette déclaration est à rapprocher des résultats obtenus sur une population autiste par Betsy Smith, au cours de ses recherches sur la thérapie assistée par le dauphin présentées lors du programme « Dauphins et autisme » pendant l'été 1987 en Floride et en 1989 à Monaco, recherches qui font état de certaines améliorations dans le comportement des autistes : « Les patients sélectionnés présentaient une augmentation de contacts visuels soutenus, de vocalisations spontanées, de comportements interactifs immédiats et une amélioration de leurs relations sociales. » Pour expliquer cette complicité, cette connivence fructueuse entre l'enfant et l'animal, Betsy Smith met en parallèle le « schisme terrestre-aquatique » (la différence de comportement entre l'homme et le dauphin) et le fossé tout aussi grand entre l'enfant autiste et les autres êtres humains, dû à son incapacité à communiquer avec l'univers environnant. Le chercheur met aussi en avant le fait que le dauphin captif (d'où la question de la confiance dans un environnement étranger) n'est pas un animal « familier », et qu'il vit bien sûr dans l'eau (univers rassurant et mystérieux à la fois). En nageant et en jouant avec un dauphin, « une personne dite normale emporte (déjà) dans l'eau beaucoup de comportements qui inhibent sa capacité à "rencontrer" le dauphin ». Dans le cas de l'autisme, le dauphin sert ainsi de « médium, en permettant à l'enfant de chercher progressivement à participer à notre monde symbolique ». Avec un dauphin, échanges non verbaux, baisers, caresses, sourires et jeux peuvent être « compris » par l'enfant autiste.

Outre qu'ils évoquent les problèmes d'hygiène et de bien-être de l'animal, liés à sa captivité dans des bassins souvent trop petits, beaucoup contestent les bienfaits de la « delphinothérapie ». Mike Ridell, directeur du Marineland d'Antibes, a tenté, à la demande de médecins, des expériences médicales avec ses dauphins et des jeunes aveugles et il considère que, en ce qui concerne notamment les handicaps mentaux, « cette pratique n'en est qu'aux balbutiements ; à moins que l'on ne me démontre scientifiquement le contraire, ce n'est qu'une étincelle dans l'esprit de certains enfants ». Le professeur de psychiatrie Aaron Katcher se montre tout aussi sceptique : « Rien n'est prouvé et il me semble que cette thérapie, si thérapie il y a, est coûteuse, difficile et potentiellement dangereuse pour les dauphins. »

LA TRISOMIE

Répondant au nom scientifique de trisomie 21 (ou syndrome de Down, du nom de son découvreur), cette maladie est plus connue sous celui de « mongolisme » et touche un nouveau-né sur six cent cinquante naissances environ. Si le risque d'avoir un enfant trisomique est lié à l'âge de la mère, le Dr Marie-Odile Rethoré, de l'hôpital Necker-Enfants-malades, précise que « cela peut arriver à tout le monde sans qu'il existe pour cela d'antécédents héréditaires ». Quant à l'effet de cette anomalie sur les jeunes enfants, ce médecin explique que leur ensemble métabolique est perturbé, « un peu comme si, dans une horloge, il y avait une roue en trop. L'heure prend chaque jour un petit peu de retard. Les enfants trisomiques ont des difficultés à tenir leur tête, à rester assis, à marcher, à compter ou à apprendre à lire. Ils y arrivent toujours, mais plus tard que les autres ».

Si tous les enfants trisomiques ne se ressemblent pas et sont atteints à des degrés divers par la maladie, tous les médecins s'accordent pour reconnaître que l'environnement familial, l'amour, le respect, l'attention et la tendresse (en évitant cependant la surprotection) peuvent modifier la personnalité et le développement de l'enfant. La présence d'un animal peut accentuer et accélérer l'éveil et la stimulation de l'enfant trisomique, comme en témoignent les études réalisées il y a quelques années par l'Institut canadien de zoothérapie et présentées en 1989 à Monaco.

Étant donné l'absence d'éléments concernant l'observation, centrée sur l'animal, des comportements sociaux chez l'enfant mongolien et leur évolution, le but de ce travail était « d'étudier les modes d'exploration de ce type d'enfant en situation de nouveauté avec un animal, et de pouvoir ainsi optimiser l'efficacité des interventions zoothérapeutiques auprès de ceux-ci ».

Un chien non familier a été présenté à un enfant trisomique de 3 ans et 7 mois pendant onze semaines consécutives, à raison de trente minutes par séance. Sa mère et un expérimentateur étaient également présents dans la pièce, mais ils avaient la consigne d'intervenir le moins possible. L'expérience proposait le protocole suivant : on devait observer chez l'enfant un développement significatif des comportements sociaux positifs envers l'animal (« sourire-rire », « regarder fixement », « offrir » et « toucher »), en même tant qu'une diminution des comportements négatifs (« pousser-repousser » et « éviter »). Cette étude pilote, de nature descriptive, a démontré que les comportements sociaux (« sourire-rire » et « offrir ») augmentaient sensiblement chez l'enfant trisomique entre la première et la septième session expérimentale, et que les réactions négatives (« repousser » ou « éviter ») étaient assez rares pendant toute la période. Les auteurs de cette initiative précisent toutefois que d'autres études seraient nécessaires pour mieux connaître les modes de réactions spécifiques de ce type d'enfant avec l'animal, et pouvoir ainsi « affiner les interventions actuelles en zoothérapie ».

Au Clos-Olive, les pédiatres et les parents d'enfants trisomiques ont mené cette expérience en situation réelle. L'équipe d'encadrement du centre médico-éducatif pour enfants inadaptés des Sablettes, situé à quelques kilomètres de la ville, a décidé, en 1982, d'amener régulièrement ses petits pensionnaires en visite dans ce parc animalier. Les enfants, généralement repliés sur eux-mêmes, et les biches qui peuplent le parc ont pu établir une véritable relation, qui s'est ensuite étendue aux éducateurs. Ceux-ci ont découvert, en imitant les biches, qu'en n'abordant pas l'enfant de face, celui-ci leur réservait un meilleur accueil. Les animaux semblent parler une langue plus « douce », plus naturelle pour ces enfants trisomiques, car sans doute plus instinctive, faite de caresses et de mouvements. Nicolas, un petit blond de 7 ans, brandit ainsi sans crainte une carotte au-dessus de sa tête ; confiante, une biche se dresse, prend appui sur les épaules de l'enfant, saisit la carotte, satisfait sa gourmandise et reste près de lui sans crainte. Sabine, 7 ans et demi, tient même bravement un morceau de pomme entre ses dents : l'animal tend le cou et, très délicatement, saisit le fruit avec ses lèvres. Le baiser et l'éclat de rire sonore qui s'ensuivent ne provoqueront aucune panique chez la biche, elle restera à ses côtés.

Le Dr Cyrulnik a suivi attentivement l'expérience du Clos-Olive et a constaté que « ces enfants, qui ont tant de mal à communiquer avec leur famille et leurs éducateurs, trouvent aussitôt, naturellement, le moyen d'aborder un animal sauvage : [...] jamais de face ou en les regardant dans les yeux, contrairement à ce que font les autres enfants [...]. Ils ont la même timidité que l'animal, les mêmes réserves, et ne l'approchent que par derrière ou de côté, en détournant le regard. C'est un code universel, ou presque, chez les êtres vivants. Un code que nous avons oublié. »

L'ÉPILEPSIE

Elle résulte d'une anomalie du système nerveux se traduisant par des crises épisodiques qui comprennent des convulsions musculaires, des secousses des membres, suivies d'une sorte de coma profond, à l'issue duquel le patient se réveille souvent hébété, courbatu et souffrant de violents maux de tête. Ces crises sont souvent précédées de signes avant-coureurs, tels que nausées, troubles sensitifs, olfactifs, gustatifs, picotements ou sensation de chaleur en certains points du corps.

Or, de récents travaux, tant aux États-Unis qu'en Grande-Bretagne, ont montré que certains chiens ont la faculté de pressentir l'imminence d'une crise chez leur maître, et ainsi de l'en avertir. Celui-ci a alors le temps de s'y préparer (les études ont porté sur des chiens qui n'avaient pas été entraînés). Le chien a plusieurs façons de réagir avant la crise : un chien naturellement obéissant changera d'attitude, un autre aboiera ou gémira, un troisième pourra bondir ou pousser le malade avec son museau. De toute façon, le chien devient très vigilant, s'assoit près de son maître ou tourne autour de lui comme un berger qui protège son troupeau. Il peut également lui lécher les mains et le visage et l'encourager à s'allonger.

Au cours de la crise, les chiens qui adoptent une attitude de berger s'assoient à côté du malade et le gardent, les autres vont chercher de l'aide ou aboient pour attirer l'attention d'éventuels secours.

Un point est commun à ces attitudes, aucun chien observé n'a fait d'erreur. Ils ont même ignoré une crise simulée.

Ces observations étant récentes, il faut maintenant éduquer les maîtres, afin qu'ils puissent comprendre la signification du comportement de leur chien.

Il ne semble pas qu'il y ait une race particulière capable de réagir à cette maladie. Terriers, bergers allemands, caniches, golden retrievers, etc., sont tous capables de pressentir une crise.

Plusieurs hypothèses sont avancées pour expliquer cette prescience : l'animal serait sensible à des ondes électriques perturbées produites par le malade, ce dernier pourrait également dégager des odeurs particulières à ce moment-là. Cette qualité de prémonition représente en tout cas un formidable espoir pour tous ces malades et un bel avenir pour ces chiens thérapeutes.

LA MALADIE D'ALZHEIMER

Amélie, 83 ans, frappée de la terrible maladie d'Alzheimer, vivait, ou plutôt survivait, dans un centre hospitalier du nord de la France, avec cinquante autres pensionnaires. C'est dans cet univers de silence, où ni le temps ni l'espace n'ont de sens, qu'apparut Nicky, une petite chienne caniche apeurée. Est-ce en raison de cette timidité qu'elle s'attacha à Amélie plus qu'aux autres ? Et, avec Nicky, Amélie réapprit des petits gestes simples, retrouva même le sourire et quelque chose de semblable à de la joie sembla briller de nouveau dans ses yeux.

« Alzheimer », ce nom donne froid dans le dos car il évoque une maladie qui, si elle n'est pas toujours bien connue, est synonyme de folie, de détérioration inexorable des facultés conduisant à un état végétatif.

Selon *Le Nouvel Observateur* d'avril 1993, on estime à trois cent cinquante mille le nombre de gens qui en sont atteints, soit une personne de 85 ans sur cinq. L'accroissement de la longévité fait craindre le chiffre de cinq cent mille pour l'an 2000.

La maladie d'Alzheimer, du nom du médecin qui l'a découverte, est une forme de démence sénile qui, parfois, touche aussi des personnes jeunes. Elle se caractérise par des troubles de la mémoire, une désorientation dans le temps et dans l'espace et une nette déficience intellectuelle, rendant les personnes qui en sont atteintes totalement dépendantes, voire grabataires. La communication devient alors impossible, c'est la fin de toute vie sociale normale.

Pour tenter de rétablir une relation avec le patient, les psychothérapeutes ont eu l'idée d'utiliser l'animal, misant sur l'intérêt que suscite ce dernier, en général, et particulièrement chez les individus communiquant sur un mode non verbal.

Alors que le malade se trouve en permanence en situation d'échec avec son entourage, qui réagit plus ou moins bien à ses écarts de comportement, le chien reste fidèle face à l'irrationnel. Donc, pour le patient, établir une relation avec un animal demande nettement moins d'efforts qu'avec un humain.

Ce compagnon a un effet apaisant, il induit un comportement plus social et une stimulation du retour à la parole. Un malade très atteint, qui ne peut plus exprimer ses sentiments, ne peut qu'être réconforté par la présence d'un animal qui lui est attentif, mais reste indifférent à son état physique et mental.

En institution, on vante également les vertus apaisantes des chats, ils sont plus communément admis que les chiens dans les maisons spécialisées.

La zoothérapie vient alors remplacer avantageusement les calmants que l'on administre aux malades. Ainsi, plus qu'un compagnon et une sécurité pour la famille, l'animal est un cothérapeute constituant un stimulant physique, affectif et intellectuel, agissant là où la médecine est encore impuissante.

On peut cependant avancer quelques restrictions :

• Il semblerait que cette relation soit privilégiée si le patient a déjà possédé un animal avant sa maladie.

• Par ailleurs, il arrive que le malade focalise son agressivité sur l'animal.

Il est donc important de veiller conjointement aux intérêts de la personne et de l'animal. En tout état de cause, ces restrictions ne doivent pas occulter le fait que les animaux apportent un grand réconfort aux malades d'Alzheimer et qu'ils constituent un « outil pédagogique » pour les médecins et le personnel soignant.

INFIRMITÉS CÉRÉBRALES ET RETARDS MENTAUX

La rééducation par l'équitation (RPE), aussi appelée « Thérapie assistée par le cheval » (TAC) et équithérapie, a été développée dans les années 50 et 60 en Scandinavie pour traiter les enfants atteints de poliomyélite, de sclérose en plaques ou de maladies dues à la thalidomide, et en France pour soigner divers troubles psychomoteurs, par l'« école Lubersac », l'ASERTAC, l'association Handi-Cheval et d'autres. En ce qui concerne les infirmes au niveau moteur et cérébral, l'expérience est tentée en 1965 par le Français Hubert Lallery, juste avant les Américains et les Canadiens, tels Joseph J. Bauer et le Dr R.-E. Renaud, qui fondent un centre d'équitation thérapeutique.

L'équitation thérapeutique est une méthode qui utilise certaines techniques de dressage, une pédagogie originale et une relation triangulaire cavalier-cheval-thérapeute, en vue du mieux-être physique et mental d'un individu. Pour Handi-Cheval, « le cheval sert de médium pour les enfants infirmes [au niveau] moteur [et] cérébral (souvent à la suite d'accidents), les handicapés mentaux et les jeunes enfants ayant des troubles du comportement ». Selon l'association, plus de cent mille personnes atteintes de divers troubles (paralysie cérébrale, déficiences, scléroses, retard mental, maladies cardio-vasculaires, etc.) bénéficient aujourd'hui de ce type de rééducation, la RPE agissant plus d'un point de vue somatique que psychologique. « Cette thérapie favorise la recherche permanente d'équilibre et la coordination des mouvements, explique l'équithérapeute Bernard Scheurich, ses résultats sur les infirmes moteur sont d'ailleurs époustouflants : les patients améliorent très nettement le contrôle de leurs réflexes musculaires, le maintien de leur tête et de leur tronc. »

Les praticiens ont constaté de nombreux aspects positifs, mais ont peu de certitudes. Pour eux, la RPE se limite à l'aspect thérapeutique et rééducatif, alors que leur objectif est de s'attacher à la recherche des symptômes et des causes. Ces démarches éthologiques ont pourtant toutes le même but : donner la possibilité aux personnes atteintes de ces maladies de se « réhabiliter ».

Une expérience d'équithérapie parmi d'autres, menée à l'IME Kan-ar-Mor, à Douarnenez en 1979, avec un groupe d'adolescents handicapés mentaux profonds, a permis à l'éducatrice spécialisée chargée de l'activité de constater les bienfaits de cette méthode. Un éducateur et une psychomotricienne ont accompagné chaque semaine pendant six mois

Marie-Noëlle, Gwenn, Patrick (mongoliens), Pascal (débile moyen prépsychotique) et Guy (débile profond) au club hippique des environs. Peu à peu, l'anxiété de ces jeunes, âgés de 14 à 17 ans, a diminué au moment crucial de la mise en selle (non obligatoire), grâce à l'approche plus détendue du temps de préparation ; les adolescents ont pu progressivement découvrir le cheval, le caresser, le panser, lui donner à manger, puis le seller et le brider, toujours sur un mode ludique, privilégiant, par exemple, les jeux avec les couleurs, les noms des chevaux, etc. Cette mise en confiance de l'adolescent avec le cheval fut alors étendue aux moniteurs et aux éducateurs, et l'activité aura été pour certains, comme Gwenn qui éprouvait plus de plaisir à s'occuper de son cheval qu'à le monter, l'occasion de trouver une réponse, par le biais de leur relation avec le cheval, à leur importante demande affective. C'est aussi par le jeu à cheval que les enfants ont pu se situer dans l'espace (droite, gauche, volte), acquérir un certain équilibre, vaincre leurs appréhensions et contrôler leurs émotions (exercices de passage d'une barre au sol, sans les rênes puis sans les étriers, en fermant ensuite les yeux ou en posant les mains sur la tête). Quel meilleur apprentissage de la maîtrise de soi, de l'autonomie, de la prise de décision et surtout de la sociabilité ?

Si le choix de l'animal (caractère, souplesse, adaptabilité) est primordial, « la plupart des espèces peuvent être utilisées pour la thérapie si elles sont bien domestiquées : les chiens, les furets, les poules, les hamsters, les souris, les lapins, etc. », précisait Christiane Mayer-Mixner, lors de son exposé « Visite d'handicapés mentaux avec des animaux » (conférence de Monaco de 1989). Pour la spécialiste autrichienne, grâce à la thérapie facilitée par l'animal, « nous aidons au travail des physiothérapeutes (en aidant les personnes spasmodiques à contrôler leurs mouvements), des psychologues (en induisant des dynamiques de groupe et en apprenant à converser aux patients désirant des animaux), des ergothérapeutes (en fabriquant des “maisons”, en remorquant les animaux, etc.), des orthophonistes (en encourageant les patients à imiter les voix des animaux et à appeler les animaux par leurs noms). Les patients qui ont des problèmes de concentration trouvent plus facile de se concentrer sur un animal que sur un objet inerte ». Mme Mayer-Mixner poursuit en ces termes : « Il faut de la patience pour travailler avec les malades, certains qui sont restés indifférents pendant un an veulent soudain caresser le chien. Les visites doivent être régulières, les gens handicapés sont guidés par l'instinct — ce qui signifie un besoin d'habitudes régulières et un emploi du temps fixe. »

LES HANDICAPÉS MOTEUR

Les chiens, les chevaux et les singes ont été retenus pour venir en aide aux handicapés moteur. Chacun apporte aux malades sa propre spécificité : le chien, une aide à l'indépendance ; le cheval, une amélioration de l'état physique ; le singe semble représenter un plus par rapport au chien.

LE CHIEN

Il apporte soutien, réconfort au malade sur la voie de l'indépendance. Il permet d'accroître l'autonomie s'il apprend à répondre à une cinquantaine d'ordre, il peut :

- Ramasser les objets sur le sol.
- Apporter des objets.
- Se substituer à son maître pour effectuer certaines transactions.
- Ouvrir et fermer les portes.
- Aider à la traction du fauteuil roulant dans les passages difficiles.
- Solliciter l'assistance d'une tierce personne, si nécessaire.
- Effectuer de petites tâches auxquelles l'handicapé ne peut faire face (ouvrir des tiroirs, allumer la lumière, faire marcher l'ascenseur).

Il permet également au malade de conquérir ou de reconquérir sa reconnaissance en tant qu'individu.

• Le chien sert de médiateur entre le handicapé et les autres. On vient vers le chien, on le caresse et, par ce biais, on approche celui ou celle que l'on rejette à cause de sa différence. Le contact s'établit ou se rétablit, la socialisation commence.

• Il est l'ami qui rassure, celui qui amuse, qui comprend, qui aime sans arrière-pensée.

• Il responsabilise l'enfant ou l'adulte, donne un nouveau sens à sa vie, lui permet de reprendre confiance en lui. Le maître, devant en outre s'en occuper, le sortir, le brosser, par exemple, s'entraînera ainsi à des exercices simples mais efficaces.

De nombreux témoignages illustrent les bienfaits du couple formé par le handicapé et le chien, et il ne semble plus utopique de penser que dans un avenir proche, le chien sera un élément essentiel de la prescription du médecin pour les handicapés au niveau moteur, sensoriel et mental.

Pour que cela fonctionne, il faut que le chien assimile bien son rôle. Depuis 1989, selon un programme très précis, adapté d'une méthode mise au point et appliquée depuis plus de quinze ans aux États-Unis, l'ANECAH forme, en alternant préparation à la famille d'accueil et dressage, des labradors et des golden retrievers.

Sophie et Preum's : une relation qui va au-delà des espérances.

« Ça se passe merveilleusement bien » sont les premiers mots enthousiastes que prononce Sophie Bonneau, myopathe, quand on lui demande de parler de sa relation avec Preum's, magnifique golden retriever de 5 ans.

Maîtrise d'anglais, DEUG de chinois, Sophie, Rémoise âgée de 35 ans, a vu sa vie bouleversée par l'arrivée de ce nouveau compagnon : « Je vois beaucoup de monde, mon mari et moi recevons et bougeons beaucoup, surtout depuis que j'ai

Preum's. » Une nouvelle version du ménage à trois ? Le mari de Sophie définit ainsi son propre rapport au chien : « L'importance que j'avais auprès de ma femme reste toujours la même. Ce qui a changé, c'est le côté matériel des choses. Une personne valide ne se rend pas toujours compte qu'une personne handicapée est gênée de toujours devoir demander aux autres et elle arrive ainsi à limiter son activité. Désormais, Sophie multiplie ses occupations. Elle peut maintenant mener une vie presque normale, faire ses courses, à Reims, en plein centre-ville. Preum's est là pour lui ouvrir le passage quand la foule trop pressée des passants ne fait pas attention à elle, dans les magasins il se charge de tendre le porte-monnaie pour payer, d'attraper les paquets entre ses dents pour les déposer ensuite sur le fauteuil roulant. Pas de problèmes aux rayons boucherie et charcuterie, il les ignore. »

S'il fallait une fois de plus démontrer que le chien n'est pas le « stimulus-réponse » tel qu'a pu le décrire Descartes, cette expérience vécue par Sophie en serait la preuve : « Il m'est arrivé une fois, chose extraordinaire, de lui demander de m'éteindre la lumière, alors que je n'avais pas allumé. Il a alors regardé l'ampoule avec l'air de me dire : "Mais tu yoyottes complètement, là ! Tu n'as pas allumé, je ne peux pas éteindre." C'est vrai que je l'avais fait mécaniquement, il s'en est rendu compte, ces chiens sont superintelligents. »

Mauricette : « Gold est une star. »

Mauricette, mère de trois enfants, propriétaire d'un chien, a « tout simplement oublié de respirer à la naissance », comme elle l'explique elle-même en toute simplicité et avec beaucoup d'humour. Infirme moteur, elle a déjà eu d'autres chiens, des bergers allemands. Mais c'est la première fois qu'elle bénéficie de l'aide d'un chien dressé spécialement pour l'assistance aux handicapés moteur. « Maintenant, je vais partout avec lui et il est toujours avec moi. Son aide m'est vraiment précieuse : au début il fallait que je lui demande de ramasser les choses que je laissais tomber, maintenant, dès qu'il entend un bruit, il vient de lui-même ramasser l'objet. Mais le plus extraordinaire est que désormais, quand je sors dans la rue, je suis très fréquemment arrêtée. Avant, les enfants s'intéressaient uniquement au fonctionnement du fauteuil électrique, maintenant ils s'intéressent à Gold, et aussi un peu plus à moi. »

Christophe et Étendard : deux cinéphiles avertis.

Paraplégique depuis l'adolescence, Christophe, 27 ans, ne sortait que rarement et le plus souvent pour des visites médicales. Or, depuis le 15 juin 1992, pratiquement deux fois par semaine Christophe et Étendard prennent le RER, sortent à la station Châtelet pour « se faire une toile » dans un cinéma du Forum qui possède des salles équipées pour l'accueil des handicapés et qui accepte la présence de chiens.

Perle, 7 ans : « Fistoulic me rassure et ne me fait jamais mal, lui. »

« Les forces de Perle, myopathe, avaient tellement diminué qu'elle ne pouvait plus communiquer. Le chien lui a permis de sortir d'elle-même. Elle a commencé à sourire, son regard a changé. Elle lui fait des câlins et dit son nom, s'amuse quand il pose les pattes sur le piano. Pour son ouverture au monde, il a été aussi important que le fauteuil électrique », témoigne la mère de la petite fille. Perle, grâce à Fistoulic, supporte mieux les séances de réappareillage et de rééducation ; depuis que Fistoulic est là, l'enfant ne pleure plus pendant ces dernières. Le chien halète, l'enfant l'imite, les séances sont devenues un jeu.

Les personnes qui évitaient l'enfant handicapé et sa mère caressent désormais Fistoulic. Le contact se fait avec le sourire. Par la seule présence du chien, il n'y a plus d'exclusion.

Mais qui sont ces chiens aux pouvoirs si extraordinaires ?

En 1986, Marie-Claude Lebret, désireuse de venir en aide aux handicapés, découvre, grâce à une émission de télévision, un centre, aux États-Unis, où trois cents chiens sont dressés et utilisés dans ce but. Elle part avec Gérard Lalande en Californie pour s'initier tant aux techniques américaines de formation des chiens qu'à la gestion administrative d'un tel centre. Ils font leurs preuves, et les Américains, devant leur détermination, acceptent de leur livrer les programmes de dressage, tenus secrets jusqu'alors. En prime, et comme gage de succès, Marie-Claude et Gérard ramènent avec eux deux superbes golden retrievers, Pidgie et Preum's.

En 1992, dix handicapés seulement ont pu bénéficier de chiens. Ce n'est pourtant pas la demande qui manque, mais l'argent. L'éducation d'un chien coûte en effet soixante-cinq mille francs. Si le labrador et le golden retriever ont été retenus, c'est parce que ces deux races, proches l'une de l'autre, ont des qualités autant physiques que comportementales : taille, poids, équilibre, force, fourrure facile à entretenir, santé solide, intelligence, adaptation rapide et facile.

Après un sévère test de sélection à la naissance, les chiots sont placés en familles d'accueil bénévoles, elles aussi sélectionnées selon de nombreux critères. Le chien doit avoir accès à toutes les pièces de la maison. Jusqu'à 17 mois, ses maîtres provisoires devront lui apprendre les ordres de base et le sociabiliser. Deux fois par mois, on vérifie sa progression. Après une séparation, parfois douloureuse, le chien suit un stage intensif dans un des deux centres de l'ANECAH, où il travaille dans des conditions aussi proches de la réalité que possible. À 2 ans, une fois prêts, les chiens sont mis en contact avec leurs futurs maîtres. « Pendant deux jours, notre rôle sera d'observer les affinités qui se développent entre eux, pour opérer la meilleure répartition finale chien-handicapé. »

Pour que le bien-être ressenti par le handicapé soit permanent, l'ANECAH s'engage, à la disparition de l'animal, à le remplacer dans les vingt-quatre heures. « Bien sûr, ça m'arrive d'y penser, nous confie Mme Mauricette G., comme j'y pense pour un être cher. Mais savoir qu'il sera immédiatement remplacé me permet de mieux envisager l'avenir. »

LE CHEVAL

Il faut se rendre à l'évidence, si « jamais un handicapé physique ni un mongolien ne seront rééduqués par le cheval, en revanche, celui-ci pourra contribuer à la socialisation d'un handicapé mental, à la réinsertion des handicapés au niveau social » et surtout aider à l'amélioration de l'état physique de certains handicapés moteur.

Sans encore donner d'explication satisfaisante, Jean-Claude Dupuis, professeur à l'université du Québec à Montréal, a pu constater que l'équitation apporte la même aide à certains handicapés psychomoteur ; sur le plan psychologique, elle représente un accès au monde des « normaux ». Quand la kinésithérapie et l'ergothérapie semblent devenir moins efficaces pour les handicapés moteur, l'équitation apporte une amélioration de la position des membres, provoque une constante sollicitation de la recherche de l'équilibre et donne de la tonicité aux muscles. Pour les aveugles, le seul bienfait vraiment perceptible est la volonté accrue d'un dépassement de soi.

Dans tous les cas, il faut souligner l'existence d'un lien entre la motivation et la relation cheval-patient. En outre, ce dernier ne subit plus les directives souvent contraignantes du thérapeute, car c'est le cheval qui lui transmet les messages à caractère comportemental. Monté sur l'animal, le malade, « en hauteur », inverse complètement sa vision du monde et l'idée qu'il se fait de sa place dans celui-ci. On ne lui jette plus un regard de pitié ou d'attente, c'est lui qui domine. Le cheval contribue également à reconstituer un schéma corporel correct.

Quant à l'efficacité de l'équithérapie sur la santé mentale, il convient davantage de parler d'expériences réussies, en particulier avec les psychotiques, que de véritable espoir thérapeutique.

Les centres spécialisés en équithérapie

Dès 1969, Renée de Lubersac écrivait un mémoire, *Rééducation psychomotrice et Équitation classique*, dans le cadre de la faculté de médecine de Paris-VI (CHU Pitié-Salpêtrière), et elle a introduit en 1971 l'enseignement de la rééducation par l'équitation dans cette même université. Inspirée par ces travaux, l'association Handi-Cheval est créée en 1970. Elle a pour but « le développement de la pratique des activités équestres pour les personnes handicapées ou en difficulté d'adaptation ». De la rencontre avec Hubert Lallery, masseur kinésithérapeute pratiquant la rééducation fonctionnelle avec le cheval, naissait alors l'école Lubersac, relayée en 1975 par l'ASERTAC (Association pour la spécialisation, l'enseignement et la recherche dans les thérapeutiques d'approche corporelle). Les stages de formation à la pratique de ce que l'association appelle depuis 1986 la TAC s'adressent aux personnels médicaux et paramédicaux (cavaliers), en priorité aux psychomotriciens, aux médecins et aux infirmiers psychiatriques, aux pédiatres, aux médecins de rééducation fonctionnelle et sportive, aux éducateurs spécialisés, etc. L'ASERTAC lance cette même année la FENTAC (Fédération nationale de thérapie avec le cheval) qui anime, avec d'autres associations, des journées de travail à propos de la TAC, participe à la création d'écuries dans les établissements spécialisés et de sections dans les centres équestres classiques de thérapeutes qualifiés.

La FENTAC collabore, notamment à partir de 1989, avec Nicole Diederich, chargée de recherche à l'INSERM, qui travaille à définir puis à utiliser la notion de « flexibilité du comportement » chez les personnes souffrant de troubles mentaux, soutenant ainsi l'équitation thérapeutique promue par l'association. Contrairement à l'attitude adoptée par les cavaliers traditionnels, qui consiste à fusionner avec sa monture, le projet thérapeutique de la FENTAC insiste sur la nécessité « de faire émerger [le malade] de la situation fusionnelle et à faire vivre le cheval comme autre, condition nécessaire à l'individuation et la formation du moi », tout en observant un certain nombre de principes, en particulier avec les enfants (régularité des séances, maximum de six enfants à la fois, activités de pansage et de nourriture...).

LE SINGE

Les projets d'aide aux tétraplégiques utilisant le singe capucin, que ce soit en Europe ou aux États-Unis, semblent avoir moins réussi et ont d'ailleurs été abandonnés outre-Atlantique.

L'intérêt de ces expériences résidait dans la longévité du singe capucin (29 ans, en moyenne) et dans sa capacité à accomplir des tâches spécifiques qu'un chien ne peut pas exécuter, telles que placer une paille dans une bouteille, se servir d'un bâtonnet buccal, charger un disque laser ou une cassette vidéo.

Plusieurs autres raisons peuvent, en revanche, expliquer l'abandon du singe capucin pour ce type d'expérience :

- Même dressés, ils restent des animaux sauvages, et leurs comportements et leurs réactions peuvent être imprévisibles et incontrôlables. La façon dont il vieillira peut aussi poser problème.
- Le singe ne fait pas partie de notre culture animalière et demande plus d'adaptation de la part du maître. Il réclame, en outre, plus de soins et d'attentions qu'un chien et donne ainsi un surcroît de travail à l'auxiliaire de vie, qui est déjà souvent débordé.

Certes, la tentation est grande de vouloir substituer un singe à un individu pour aider les handicapés, pourtant il semble qu'une compagnie humaine soit souvent préférable à celle d'un tel animal.

En résumé, le cheval, le poney ou l'âne sont de bons compléments à la kinésithérapie, du fait de l'action bienfaisante qu'ils apportent, surtout dans l'apprentissage ou le réapprentissage de l'équilibre. Toutes les expériences faites avec des malades atteints de paralysie cérébrale, de scléroses multiples, de déformation des membres, ont été des succès.

Les chiens, eux, améliorent la qualité de vie, de façon immédiate, permanente et désintéressée et avec une immense affection. Ils sont en outre un facteur de socialisation et d'intégration grâce à leur regard compréhensif. Ils aident souvent les autres à faire le premier pas, souvent timide et maladroit, vers le handicapé.

UNE PRÉSENCE BÉNÉFIQUE EN MILIEU INSTITUTIONNEL

Les milieux institutionnels contribuent souvent, par leur structure, à la dépersonnalisation de l'individu et accélèrent la perte du statut social occasionnée par la maladie, l'âge ou le délit commis. Dans ces milieux, l'environnement peut être perçu comme une agression ; face à elle, le patient, le retraité ou le prisonnier ont tendance à réagir de deux manières : par le mutisme ou par la violence. Ces réactions n'étant pas souhaitables, l'animal peut alors intervenir en tant que catalyseur social. Sa présence est bénéfique, car il agit de manière apaisante sur l'ensemble du système relationnel entre malade et personnel soignant. Il va sans dire que tous les animaux participant à ces programmes sont régulièrement vaccinés, vermifugés, débarrassés de leurs parasites et examinés par un vétérinaire. Il existe des modèles de conventions préalables que signent les différents partenaires.

DANS LE MILIEU HOSPITALIER

Au Québec, le centre hospitalier Douglas, à Montréal, qui accueille mille sept cents patients atteints de troubles psychiatriques, a instauré en 1985 son premier service intégré de zoothérapie. Les séances de zoothérapie, individuelles ou en groupe, s'inscrivent dans un dispositif thérapeutique pluridisciplinaire, au même titre que d'autres activités de réadaptation ou d'animation, comme l'entretien de la serre, l'animation de la radio de l'hôpital... Elles sont prescrites par les intervenants de l'équipe médicale (psychiatre, psychologue) qui suivent habituellement le patient. Le responsable, Raymond Plouffe, travailleur social de formation, conscient du rôle de catalyseur thérapeutique et de médiateur de l'animal, a tenu à diversifier les animaux présents dans son service : chiens (qui passent la nuit dans des familles d'accueil), chats, lapins, tourterelles, cochons d'Inde, poissons, perroquets. Sélectionné en fonction du tempérament du patient et des objectifs désirés, l'animal aide l'enfant ou l'adulte à participer activement au programme de la thérapie : travail sur l'orientation spatiotemporelle, stimulation sensorielle (contact avec la réalité, expression des sentiments, des émotions, amélioration de l'attention et de la concentration), motricité (exercices physiques, force, équilibre, tout en s'occupant de l'animal), remotivation et resocialisation (estime de soi, communication avec les autres, sens du jeu).

EN PÉDIATRIE

À Denver (Colorado), dans le cadre du *Prescription Pet Program* (« programme de prescription animale »), les patients ont le droit, depuis deux ans, de recevoir la visite de leur chien une fois par semaine, dans les services d'oncologie, d'orthopédie et des troubles du comportement. Soumis aux mêmes règles d'hygiène que les humains, ces auxiliaires thérapeutiques sont tenus de revêtir des tee-shirts cachant leurs poils pendant leur « service ». Cette visite hebdomadaire a permis de minimiser l'anxiété provoquée par la séparation et ressentie par les jeunes patients hospitalisés. L'équipe de cette étude pilote en milieu hospitalier ne désespère pas d'obtenir pour chaque patient la visite de son propre animal.

EN GÉRIATRIE

L'expérience *A Dog in a Residence* (« un chien à demeure »), réalisée à l'hôpital Caulfield de Melbourne, est une des premières du genre. Seule Honey, que nous avons déjà évoquée dans la partie « Des empiriques aux scientifiques », a été autorisée à vivre dans le service. Les patients ont appris à partager la présence de Honey : les plus valides se chargent de la toiletter ; ceux qui sont immobilisés peuvent la recevoir dans leur chambre. Le personnel soignant, réticent au départ, a apprécié la présence de l'animal, constatant que celui-ci les avait aidés dans leur travail. De plus, les patients ont repris goût à la vie et retrouvé leur sourire.

Une démarche similaire est menée au Royal Hospital de Montréal : depuis un an, les chiens sont admis en qualité de visiteurs, une fois par semaine, dans le service de gériatrie. Le bienfait de l'intervention d'un animal dans cette structure a été surtout sensible au niveau de la communication, entre patients d'abord, puis entre patients et personnel hospitalier.

Si l'animal permet de rompre l'isolement et de faire oublier le côté anonyme et froid de l'hôpital, il accompagne également de plus en plus les médecins et les malades dans la pratique et dans le déroulement de la thérapie elle-même. Il devient ainsi un véritable auxiliaire-thérapeute pour les psychomotriciens, éducateurs spécialisés ou psychiatres. Là encore, la référence américaine et canadienne s'impose dans l'exercice de la thérapie facilitée par l'animal.

L'association américaine Delta Society a ainsi développé le *Pet Partners Program* (« programme de partenariat animal »), un réseau de bénévoles, de professionnels et d'animaux spécialement formés, aux États-Unis, au Canada, en Australie et en Suisse, à la thérapie et aux activités facilitées par l'animal. En 1993, sept cents chiens, chats, cochons d'Inde, ânes, lamas, cacatoès, perroquets d'Afrique, etc., étaient affiliés au programme. Seize hôpitaux américains requièrent les services du Pet Partners pour former leur personnel bénévole et leurs animaux. L'entraînement théorique (formation continue) et pratique s'exerce dans le cadre de programmes d'activités et d'ateliers sur le terrain, intitulés « Aider les animaux à aider les gens » et « Applications de la thérapie assistée par l'animal ». Delta Society est également soutenue, dans son action de sensibilisation des vétérinaires et de leurs clients à ce type de programme, par l'American Animal Hospital Association. Elle développe aussi, depuis 1993, des activités de conseil aux communautés locales.

Un exemple de zoothérapie avec des patients cancéreux en phase terminale

Cette expérience menée pour observer les bienfaits attribués aux visites d'animaux dans une unité de soins, et procurés à des malades du cancer, en phase terminale, a montré qu'au-delà du bien-être et de l'aide apportés cette présence animale suscitait chez les patients de nouveaux comportements face à la maladie. L'étude a montré que ces visites avaient pour effet de réduire l'angoisse et le désespoir des malades. Regarder les animaux les relaxe et réduit leur tension nerveuse.

Élisabeth Kubbler Ross, pionnière en ce domaine, a décrit les cinq phases spécifiques successives que les mourants traversaient : le déni, la colère, le marchandage, la dépression, et enfin l'acceptation. Elle a constaté qu'un patient passera ces différentes phases avec une plus grande facilité si d'autres personnes prennent part à sa souffrance et l'aident dans cette épreuve. Car ce qui aide le plus le mourant est la présence d'un être attentionné, qui peut être physiquement et émotionnellement proche.

Assurer le mourant qu'il n'est pas abandonné ou isolé réduit son appréhension et le tonifie de telle sorte que le processus d'acceptation en est facilité. La réduction de l'anxiété et du désespoir est essentielle pour rendre le passage vers la mort le plus serein possible. Il est très difficile pour un individu d'aborder les terribles craintes liées à la mort ; elles doivent être atténuées pour être acceptées et surmontées. Pour un malade cancéreux en phase terminale comme pour ceux qui l'assistent, penser « je vais mourir » est très angoissant.

L'incapacité de beaucoup de proches et d'amis du patient à parler de la séparation, à l'envisager et à la supporter, gêne parfois le malade qui traverse les phases finales. Souvent inconsciemment, ceux qui entourent le mourant se sentent confrontés à leurs propres peurs et refusent au mourant, impuissant et dépendant, la liberté d'exprimer ses propres angoisses, sa tristesse et sa douleur. Cette attitude augmente l'anxiété et le désespoir du patient et entrave sa capacité à traverser cette épreuve.

Les dernières méthodes d'aide aux mourants, telles que le soutien « psychosocial », la thérapie et l'administration de médicaments psychotropes, apportent des résultats assez limités.

Des études empiriques ont montré que les animaux ont aidé des malades à faire face à l'anxiété, à la tristesse ou à la douleur, en ne faisant pas obstacle à l'expression des émotions des patients, comme le font parfois les personnes porteuses de leurs nombreuses angoisses. Il semble que les animaux soient efficaces, en aidant le patient à gérer son anxiété et son désespoir et à retrouver un peu de bien-être. Les animaux restent présents, ils acceptent le patient tel qu'il est, physiquement et psychologiquement. Ils restent attentifs aux besoins émotionnels du malade, qui peut ainsi en tirer un bénéfice.

L'ANIMAL ENFIN ACCEPTÉ ?

L'hôpital tend de plus en plus à s'ouvrir sur l'extérieur et en arrive même (quoiqu'encore trop timidement) à accepter les compagnons de vie de ses pensionnaires.

Chats, chiens, poissons font peu à peu leur apparition dans les hôpitaux, les maisons de retraite ou les centres de rééducation. Sans doute conscient de l'incidence positive de la présence d'animaux sur l'équilibre mental et physique de ses pensionnaires, le Dr Sachet, dirigeant l'hôpital Charles-Foix de Vitry-sur-Seine, la plus grosse institution gériatrique de France (1 000 lits, moyenne d'âge : 88 ans) a autorisé l'entrée des chats dans son établissement. Cinquante chats « collectifs » vivent à l'extérieur, la nourriture est assurée par la direction de l'établissement et les soins sont prodigués par le personnel et les malades. Une dizaine d'autres ont élu domicile à l'intérieur. Aquariums et volières ont été installés dans les lieux collectifs, une ferme a été construite au cœur du parc, et les personnes qui se déplacent en fauteuil roulant peuvent s'y rendre grâce à un revêtement au sol spécialement aménagé : la ferme est désormais devenue le lieu de promenade favori. Un bel exemple à suivre.

D'autres services de gériatrie et des maisons de repos ont tenté la même expérience, comme la maison de retraite intercommunale de l'Abbaye à Saint-Maur, où les chiens et les poissons des patients sont les bienvenus, les chats vivant en liberté dans le parc.

Les travaux du Pr. Katcher, qui a démontré la corrélation existant entre le fait de posséder un animal de compagnie et la réduction des problèmes d'hypertension et de débit cardiaque des malades (d'où l'effet antistressant, antidéprimant, et l'action préventive sur les maladies cardio-vasculaires), inspirent bon nombre de ces initiatives. C'est indirectement, avec la même volonté de rompre l'isolement des malades, de les responsabiliser et en définitive d'optimiser leur traitement médical, que l'AMAO (Association des amis de l'aquarium du musée des Arts d'Afrique et d'Océanie) s'emploie, depuis 1987, à installer des aquariums dans les hôpitaux. Les poissons ont l'avantage de ne pas poser de problèmes d'hygiène et de contamination, de créer un climat favorable aux soins, de favoriser la socialisation, car l'aquarium devient un point de rencontre avec les autres patients et les visiteurs.

À l'hôpital Robert-Debré, à Paris, les bénévoles de l'association ont voulu tout d'abord sensibiliser le personnel médical et paramédical en installant, à titre expérimental, des aquariums de poissons tropicaux dans les services des urgences, de radiologie, de chirurgie orthopédique et surtout de pédopsychopathologie et à la Maison de l'enfant (les seuls services, avec celui de néphrologie, à conserver un aquarium aujourd'hui). Initiateur du programme de l'AMAO en milieu hospitalier, Patrice Bouvier s'est très vite rendu compte du formidable impact de la présence des poissons, en particulier sur le comportement des enfants. Placés quasi gratuitement dans les hôpitaux (avec l'appui notamment des ministères des Affaires culturelles et de l'Environnement) et suivis la première année par des membres de l'AMAO (entretien, conseil), ces aquariums se sont révélés non seulement apaisants et relaxants, mais aussi, en psychiatrie infantile, d'excellents auxiliaires thérapeutiques. Chez les enfants atteints de troubles du comportement et connaissant des problèmes familiaux, l'observation des couples de poissons, par exemple, permet au médecin de travailler avec le jeune patient sur la structure de la famille, d'aborder les questions de l'affection, de la sexualité, de la protection, etc. Participant activement à l'entretien et à la nourriture des poissons s'il le désire, l'enfant peut également résoudre certains problèmes liés à la nutrition (comme la jeune Marlène, souffrant d'anorexie). P. Bouvier, pour qui la pédopsychopathologie est dorénavant un « secteur clé » du programme de l'AMAO en milieu hospitalier, évoque l'action bénéfique et éducative des poissons (dont on choisit avec soin le type et l'apparence, en fonction des services, tout comme la taille de l'aquarium, pas trop grande pour ne pas effrayer l'enfant) sur les enfants retardés et inadaptés. Ils permettent d'étudier les couleurs, les formes, de travailler sur la géographie, l'orthographe, les sciences, etc. « L'essentiel est que ce soit leurs poissons, que ce soit eux qui s'en occupent, sans que le travail soit directif », précise-t-il. Le personnel médical et paramédical, aujourd'hui obligatoirement formé par l'association (entretien, biologie, notions sur les poissons et l'aquarium uniquement), prend en charge les activités.

Dans les hôpitaux Saint-Vincent-de-Paul et Necker à Paris, en salle de soins ou en salle d'attente, les services de stomatologie (dentaires) sont équipés d'aquariums depuis 1990. Dans le premier, les aquariums du service du Pr Genesty contribuent, notamment en radiologie dentaire, à détendre le malade, à fixer son attention et à éviter ainsi les clichés flous (bon argument de rentabilité pour l'hôpital). Dans le service du Pr Couly, à Necker, des poissons appelés « incubateurs buccaux » permettent au praticien d'illustrer son travail en chirurgie maxillo-faciale, en montrant aux enfants l'intérêt d'avoir une (jolie) bouche et donc la nécessité d'une intervention : la cavité buccale de ces poissons leur sert en effet à garder et protéger leurs œufs à la naissance (d'où le fait que la bouche est un symbole de « création » et d'utilité). De nombreux autres exemples révèlent, aux dires des médecins eux-mêmes, les vertus thérapeutiques de ce type d'expérience : dans le service ORL de Trousseau, en cancérologie et en pédiatrie à Curie (où le poisson est au moins un symbole de vie et un réconfort moral), en gériatrie et en ergothérapie à Beauvais. L'hôpital gériatrique de cette ville possède un grand aquarium en guise de couloir et une salle de détente aménagée sur le même thème aquatique. Les personnes âgées peuvent y accueillir des enfants des écoles venus visiter l'installation et les guider à travers ce qui est devenu un véritable musée du poisson (à l'initiative du club de Beauvais). Ce programme favorise ainsi les relations « intergénérations » et abolit les limites traditionnelles de l'hôpital en l'ouvrant davantage sur la vie extérieure.

À l'hôpital Renée-Sabran d'Hyères, le Peloton utilitaire canin hyérois, l'association Handi-Cœur et Corinne Delengaigne, infirmière et propriétaire du chien de catastrophes Héliot, ont récemment mis en place une première expérience à l'unité d'urgences psychiatriques. Une fois par mois, Héliot est chargé de rendre visite, dans leur espace de jeu, aux enfants handicapés. « Les enfants, ayant un problème d'élocution, arrivent à s'exprimer suffisamment correctement pour qu'Héliot les comprenne. Nous avons donc eu des résultats spectaculaires. Une petite fille autiste a une relation privilégiée avec ce chien [...] grâce à lui, elle s'exprime. Un enfant schizophrène ne manifeste aucune violence à son égard et au contraire le caresse », témoigne Corinne Delengaigne.

Autre exemple, cette fois-ci avec des poneys : celui de l'hôpital de jour spécialisé Salneuve, à Paris, qui reçoit des enfants sourds ou aveugles n'ayant pas trouvé leur place dans les structures scolaires ou préscolaires. Pour ces enfants, comme pour les enfants psychotiques, présentant à leur arrivée des troubles de la parole, de l'alimentation, de la propreté ou des comportements stéréotypés (agitation, balancements), la psychomotricienne Brigitte Martin, attachée à l'hôpital, a mis en place, en 1982, une « activité poney ». Deux matinées par semaine, elle emmène à tour de rôle trois enfants aveugles et trois enfants sourds dans deux poney-clubs de la région parisienne, dont elle loue les installations. Seule responsable de cette activité prise en charge par l'hôpital, cette cavalière diplômée et membre de la FENTAC travaille en coordination avec l'équipe thérapeutique pluridisciplinaire de Salneuve. « Pour ces enfants [aveugles, sourds ou psychotiques], les mettre sur des poneys consiste pour commencer à leur procurer le plaisir du mouvement ressenti [...]. En retour, ils sont obligés, non d'agir, mais de *réagir*, en contrôlant de façon active leur ajustement tonico-postural (notamment à cause du terrain accidenté). Grâce à cette mise en situation nouvelle, un plaisir sensori-moteur peut enfin naître ; de ce plaisir découlera le désir du contact et souvent celui de la découverte de l'animal », explique Brigitte Martin.

Les enfants sourds et les enfants aveugles apprennent ainsi à vaincre leur appréhension du contact tactile, leur agressivité, ils s'habituent à communiquer avec leur entourage, à se prendre en charge tout en étant responsables de l'animal. Tout cela se fait sans brusquer les enfants, ni les obliger à monter sur le poney shetland. Le côté ludique est encore une fois privilégié et il contribue au climat de complicité qui finit par s'instaurer entre l'enfant et l'animal. De plus, ce travail est poursuivi, au sein de l'institution, autour du thème du poney, avec des livres, des jeux...

DANS LES MAISONS DE RETRAITE

La présence de l'animal de compagnie est beaucoup plus facilement tolérée en France (encore qu'elle le soit peu) qu'aux États-Unis. En France, dans certaines institutions (voir en fin d'ouvrage), la présence d'animaux de compagnie est l'objet de rares expériences pilotes ou de programmes de recherche. Aux États-Unis, grâce à Linette Hart et son équipe, certains établissements ont levé l'interdiction de séjour dont souffraient les animaux des patients, et cela depuis 1983. L'évolution de l'état d'esprit du personnel soignant se révèle très intéressante, car le constat est identique pour l'ensemble de ce secteur d'activité : le niveau de contrainte n'augmentant pas, le sourire est acquis, les réticences sont vaincues et le personnel devient un allié.

D'après une enquête faite à l'initiative de l'AFIRAC en 1990-1991 et menée auprès d'établissements d'hébergement pour personnes âgées qui acceptent les animaux, on relève les facteurs suivants :

- Importance affective pour le maître : 98,8 %.
- Source d'intérêt et de joie : 65,1 %.
- Maintien de l'ouverture sur la vie : 70,9 %.
- Baisse de l'inactivité : 69,7 %.
- Sécurisation et facteur d'équilibre : 54,7 %.
- Diminution du sentiment de handicap : 53,4 %.
- Autres : 6 %, dont :
  — Diminution de l'égoïsme.
  — Atténuation du traumatisme de la séparation.
  — Rattachement au passé.

À la suite de cette enquête, une étude faite à l'initiative de l'Association des directeurs d'établissements d'hébergement pour personnes âgées a été réalisée auprès de mille maisons de retraite, et le nombre de réponses obtenues est suffisant pour considérer les résultats comme parfaitement significatifs. Sur le type d'animaux hébergés, arrivent en tête les chats (68 %), suivis par les oiseaux, les poissons et les chiens (32 %).

On peut donc souligner l'importance qu'il y a à maintenir ou développer la possibilité d'une relation entre ces résidents et les animaux familiers.

DANS LES PRISONS

Il s'agit d'actions sociales visant, par le contact avec l'animal, la réhabilitation et la rééducation des prisonniers.

Aux États-Unis, l'expérience a été tentée avec des chiens. Ainsi, à la prison pour femmes de Purdy, dans l'État de Washington, une ancienne détenue devenue dresseuse professionnelle de chiens, Kathy Quinn, a lancé en 1982 une expérience pilote soutenue par l'association pour l'étude des relations homme-animal, Delta Society. Les détenues ont été chargées, cours à l'appui, de former des chiens pour les remettre à des personnes handicapées. Ce programme a été couronné de succès puisque le personnel pénitentiaire a constaté une nette diminution des conflits et des tensions dans l'établissement, les détenues se trouvant valorisées et entourées affectivement.

Inversement, dans d'autres lieux de détention, les expériences de ce type, avec des chiens, peuvent être interdites, de peur que les prisonniers ne les dressent contre les gardiens ou les autres détenus.

À la maison d'arrêt de Lorton, dans la banlieue de Washington, qui héberge plus de mille prisonniers purgeant de lourdes peines, les chats (plus de 700), les oiseaux, les lapins, les rats et les poissons sont admis depuis 1982, à l'initiative du médecin vétérinaire, le Dr Earl Strimple (inspiré par les travaux des Corson sur la *Pet Facilitated Therapy)*. La Delta Society a largement contribué à mettre en place ces programmes appelés « Un animal en prison », en favorisant, comme à Oakwood Forensic, le placement de petits animaux auprès des détenus, chacun, après une formation bien spécifique, devant prendre soin de son compagnon.

Les oiseaux jouent un grand rôle pour certains détenus passés maîtres dans l'art de dresser des perruches. Une cage placée dans une cellule, aussi paradoxal que cela puisse paraître, loin de souligner l'état d'enfermement, procure apparemment aux prisonniers la sensation de s'ouvrir vers l'extérieur.

Allain Bougrain-Dubourg, qui a eu l'occasion de se rendre dans ce lieu de détention a deux reprises, à huit ans d'intervalle, a constaté que 80 % des prisonniers qui s'occupaient d'animaux ne sont pas devenus des récidivistes. Mais il se pose honnêtement la question de savoir si l'on peut uniquement attribuer ce type de résultat à la présence des animaux ou plutôt au potentiel humain et aux ressources insoupçonnées des prisonniers. En revanche, il note que « ce qui est vraiment tangible et fort, c'est que l'introduction de la zoothérapie sert de "ciment relationnel", permet d'établir des relations équilibrées entre le personnel pénitentiaire et les détenus, et que la notion de respect et le sens des responsabilités ne sont pas de vains mots dans ce milieu hors normes ». Il constate également que certains prisonniers qui se sont occupés des chats et des poissons rouges, notamment durant leur détention, ont manifesté le désir de former, à leur tour, de jeunes délinquants dans des centres de redressement. Ils ont ainsi joué le rôle de « relais », en tant que membres actifs et dirigeants d'un mouvement zoothérapique en milieu carcéral ou préventif.

DANS LES ENTREPRISES

Certaines entreprises commencent à ouvrir leurs portes aux animaux. Certes, elles ne sont pas nombreuses et se situent pour la plupart dans le secteur tertiaire (presse, édition, publicité, société d'études), où souffle un relatif vent de liberté. « Tout dépend de la personne qui est à la tête de la boîte. Car aucun texte n'interdit la présence d'animaux sur le lieu de travail. J'ai naguère travaillé dans un journal dont le directeur n'était pas loin de considérer le chien comme un animal sacré. Tout le monde pouvait donc venir avec le sien. Moi, on m'appelait "Ben Hur", parce que j'avais, à l'époque, deux affreux jojos qui avaient une furieuse tendance à tirer sur la laisse. J'en garde le souvenir d'une ambiance bon enfant, sans le moindre problème de cohabitation. Cette joyeuse convivialité a soudain disparu quand le directeur suivant nous a fait comprendre qu'un journal n'était pas un chenil », déplore Karine, obligée aujourd'hui de laisser son chien seul à la maison pendant ses journées de travail.

Mais est-ce de la simple tolérance si certains chefs d'entreprise autorisent leur personnel à amener chien ou chat au bureau ? Pas seulement. À les entendre, il s'agit là d'une expérience fort efficace pour combattre le stress, détendre l'atmosphère et les relations professionnelles. « Chez nous, l'être humain est libre. La possibilité d'avoir son animal à ses côtés est essentielle. Quand on permet aux salariés de s'entourer d'animaux, ils travaillent mieux », déclarait récemment (à une journaliste du *Nouvel Observateur)* une pionnière en la matière, Marie-Thérèse Bertini, la présidente de MTB, une société de services en direction d'entreprise.

LES FERMES PÉDAGOGIQUES ET THÉRAPEUTIQUES

LES MODÈLES SCANDINAVES ET ANGLO-SAXONS

Les « fermes pour enfants », ou fermes pédagogiques, ont d'abord vu le jour dans les pays scandinaves et anglo-saxons avant même la Seconde Guerre mondiale et tendent de plus en plus à se développer en France depuis les années 70.

Au Danemark, les fermes, en grande partie financées par l'État, ouvrent à 13 heures, à l'heure où ferment les écoles, et restent ouvertes jusqu'à 22 ou 23 heures. Elles fonctionnent bien sûr toute la journée pendant les vacances scolaires. En Allemagne, l'Union des fermes de jeunes et des terrains de jeux actifs regroupe une cinquantaine de ces fermes. Elles sont destinées à aider les enfants et les adolescents de toutes conditions sociales et économiques à développer leurs possibilités créatrices et leurs aptitudes manuelles par des jeux non directifs ; elles les incitent aussi à accroître leur sens de la vie communautaire, donc à construire une relation équilibrée avec le monde dans lequel ils vivent. En Grande-Bretagne, l'Association of Agriculture a développé le principe de journées « porte ouverte » dans les fermes, ou *farm open days* (« fermes traditionnelles ou attachées à un collège agricole, ou bien fermes de démonstration »). La Ferny Hill farm, au nord de Londres, est ainsi ouverte au public. Les *City farms* connaissent également un grand succès dans la banlieue de cette ville. Ces fondations hospitalières publiques ou privées, financées par l'État, sont des lieux d'élevage et de jardinage aménagés sur des parcelles situées en ville ou en zone semi-urbaine, ils ont pour but de donner aux enfants et aux adultes des villes une expérience concrète des activités rurales.

Mais c'est sans doute aux États-Unis que les fermes pédagogiques ont trouvé leur véritable essor, avec notamment la création de *Green Chimneys* en 1947, par Samuel Ross. Située aux environs de New York, au milieu de la nature, la « ferme aux cheminées vertes » (65 hectares) est, depuis 1972, un centre social chargé d'accueillir des enfants qui ont des difficultés d'apprentissage et des troubles affectifs (problèmes familiaux principalement). Ils sont placés par des services sociaux, par des hôpitaux ou par des médecins privés, qui les envoient en dehors de la ville. Pour S. Ross, « les enfants retrouvent, dans le cadre naturel de la ferme, la joie de vivre et l'envie d'être des adultes différents, plus soucieux de la communauté, en fonction de leur personnalité ». Actuellement, la ferme accueille une centaine d'enfants de 8 à 15 ans en difficulté. Suivis par un éducateur, ils sont entièrement responsables de cent cinquante animaux (volaille, ovins, bovins, chevaux), dont ils s'occupent tous les après-midi, les cours traditionnels étant dispensés le matin, au sein même de l'établissement. Les enfants ont également la charge de guider les visiteurs du week-end, venus, surtout de New York, en famille découvrir les animaux de la ferme. Remportant un très grand succès (national et international), Green Chimneys reçoit également chaque année, dans le cadre de différents programmes éducatifs, vingt-cinq mille jeunes des environs. Elle se déplace même : l'activité originale du *Farm on the move* (« ferme mobile ») permet aux enfants de la ferme d'emmener régulièrement la vache, le cochon et le lapin dans un van aménagé, afin de les présenter aux enfants de Manhattan, peu habitués à côtoyer des animaux vivants...

Déjà bien implantées dans le nord de l'Europe (Danemark, Pays-Bas, Allemagne, Grande-Bretagne), les fermes urbaines se sont rapidement étendues aux pays environnants. En

Belgique, en France, en Suisse, elles ne sont pas toujours soutenues par les pouvoirs publics, qui ne comprennent pas encore le rôle essentiel des fermes pour enfants dans notre société. Elles sont pourtant le lieu idéal pour l'observation et la compréhension de la nature. On ne respecte que ce que l'on connaît ! Elles sont aussi le lieu où l'on pratique une agriculture, où l'on est encore réellement en contact avec les animaux.

EN BELGIQUE

Les fermes pour enfants ont, en Belgique, une organisation qui s'apparente à celle d'une exploitation agricole traditionnelle. On y élève des animaux (moutons, chèvres, ânes, lapins, poules, parfois vaches et chevaux). On y cultive des légumes, des céréales, des fruits. L'objectif n'est cependant pas la production, mais bien l'initiation à la vie rurale et au respect de l'environnement. Au-delà des travaux de ferme et à travers les activités organisées dans les bois, les chemins creux, les marais environnants, c'est toute la nature qui est à découvrir.

Les fermes pour enfants sont des lieux privilégiés pour l'observation de la nature. Les enfants peuvent entrer en contact direct avec elle : ils peuvent la toucher, la sentir, la transformer, etc. Pour les enfants des villes, il s'agit souvent d'un premier contact, d'une véritable découverte.

La plupart des activités organisées à la ferme mettent l'accent sur la précarité de l'équilibre des chaînes biologiques : les enfants prennent alors conscience des conséquences de certains actes portant atteinte à cet équilibre.

L'ambiance est propice à l'établissement de relations étroites entre enfants et animaux : dans certains cas, elles seront utilisées comme thérapie pour certains groupes ayant des difficultés d'insertion sociale.

Malgré l'intérêt croissant que suscitent ces initiatives, les pouvoirs publics ne fournissent que très rarement une aide financière. Ces projets, souvent d'origine privée (associations sans but lucratif), ont d'énormes difficultés pour survivre. Afin d'y remédier, certains de ces centres organisent des fêtes ou vendent des produits de la ferme.

EN FRANCE

La vocation thérapeutique de ces fermes se développe depuis peu.

LES FERMES RURALES ET URBAINES

Les fermes pédagogiques existent chez nous seulement depuis une vingtaine d'années, la première étant celle de Villiers-le-Bâcle, créée en 1974. La fédération nationale, devenue en 1985 le GFA, puis en 1994 le GIFAE (Groupement international des fermes d'animations éducatives), compte aujourd'hui cent quatre fermes. Chacune ayant sa structure et son financement propre, une charte de qualité, reconnue indispensable, a été adoptée en janvier 1994, afin de définir les principes, les missions et les objectifs de ces « fermes d'animations éducatives ». L'association travaille également à la centralisation des informations (éditant notamment le *Répertoire des fermes d'animations éducatives*, réactualisé chaque année), aide au montage des projets, à la formation et à la mise en place d'un réseau-relais à l'échelon régional, national et européen.

En milieu rural, certaines fermes, comme la ferme pour enfants du Parc de Lunaret, près de Montpellier, ont suivi le modèle de Green Chimneys. Créée en 1982 sur deux hectares et demi, elle accueille pendant les vacances d'été des enfants des écoles primaires et des jeunes souffrant de divers handicaps. La ferme est ouverte au public le week-end, comme la plupart des autres structures établies sur d'anciennes exploitations agricoles.

Un autre exemple est celui du Mas de Grille, à Saint-Jean-de-Védas. Créée en 1986, la ferme connaît un succès grandissant, elle accueille des infirmes moteur ou des handicapés mentaux tous les mercredis, dans le cadre de divers ateliers adaptés. Les enfants viennent de centres pour handicapés de l'Hérault, d'un centre héliomarin ou d'un externat médico-professionnel, et sont placés sous la responsabilité des animateurs techniques du Mas de Grille.

Les fermes pédagogiques, aménagées ou non à l'initiative de la Direction des parcs et des jardins, comme celle de Rennes, intégrée au parc des loisirs de Basses-Gayeulles, ont cependant la plupart du temps une vocation éducative plus générale (contact avec la nature, connaissance des animaux, etc.), tournée vers le grand public et les enfants des écoles.

C'est ainsi le cas des « fermes urbaines », situées dans ou à proximité des grandes agglomérations, et qui connaissent un succès sans cesse croissant. Soutenues par l'AFIRAC, ces fermes urbaines pédagogiques cherchent à favoriser la relation régulière (quotidienne ou hebdomadaire) d'enfants et d'adultes avec les animaux domestiques. D'après l'association, si la ferme urbaine est une « solution souvent précaire, elle répond néanmoins à une situation d'urgence en particulier pour les jeunes citadins de 8 à 12 ans qui, dans le meilleur des cas, n'ont de contacts avec les animaux de la ferme que quelques fois par an ». Sans être une vraie ferme, elle regroupe souvent un éventail assez large d'animaux et répond aux besoins d'expérimentation et au désir d'avoir des responsabilités qu'ont tous les enfants, en difficulté ou non.

Parmi les récentes expériences réalisées en région parisienne, notons celle de Georges-Ville, installée dans le bois de Vincennes, à l'initiative de la Ville de Paris. Destinée à tous les petits Parisiens, la ferme accueille, sur cinq hectares, aussi bien les enfants scolarisés, de la fin de la maternelle au CM2, que des enfants en difficulté ou handicapés (même si ce n'est pas sa vocation première). Elle est ouverte au public en fin de semaine. Georges-Ville est surtout un lieu de visite et de découverte pédagogique, les enfants participant sous la conduite des animateurs à la culture et à l'élevage.

Tout dernièrement, la ferme du Hameau de la reine a ouvert ses portes dans le parc du château de Versailles en octobre

1993. Gérée par la fondation Assistance aux animaux, elle s'inscrit dans le plan de rénovation architecturale du Petit Trianon et retrouve ainsi sa vocation historique de ferme, voulue par Marie-Antoinette. Contrairement à la précédente, cette ferme pédagogique n'est pas ouverte au grand public : elle accueille, sur réservation préalable, les enfants des écoles et des centres de loisirs, et organise des stages pour les 5-15 ans, les mercredis, samedis après-midi et durant les vacances. L'établissement, qui possède moutons, vaches, poules, cochons, ânes, etc., fonctionne par demi-journées toute la semaine. Au programme : jeux dirigés, ateliers, animation audiovisuelle, soins aux animaux. Selon la présidente de la fondation, Arlette Alessandri, ces activités relèvent aussi bien du programme « d'éducation humanitaire » que du « cours d'éthologie ».

Aussi différentes soient-elles, toutes ces fermes pédagogiques ont pour objectif commun « de mettre les enfants en situation concrète », de les éveiller et de les responsabiliser en leur montrant que c'est « du vivant bien présent », comme le souligne Hélène Chanson, présidente du GIFAE ; l'essentiel étant d'enseigner aux enfants la connaissance et le respect de l'animal et de la vie. Il ne s'agit donc pas de zoos d'animaux domestiques.

Citons pour l'anecdote, deux tentatives particulièrement originales :

UNE EXPÉRIENCE SUISSE

Depuis 1981, un thérapeute suisse, S. Kocher, dans ses centres, appelés « Therapeutische Gemeinschaft », soigne des drogués, adolescents pour la plupart, en utilisant des animaux de l'environnement existant : des animaux de la ferme, en Suisse (Aranno) et en Italie (Bognago) ; des chevaux, en Nouvelle-Écosse (Farmington). « Les animaux étaient là avant les patients », précise-t-il. Plus qu'une stratégie, il s'agit simplement de placer une personne toxico-dépendante dans un milieu qui la mette en contact avec certaines réalités de la vie.

Il est à noter que cette expérience, financée en partie par le gouvernement de la Confédération helvétique, ne s'adresse qu'à des Suisses.

Une personne qui se drogue fuit toute responsabilité et perd tout contact avec la réalité. Le « désir de vivre » est alors reporté sur la drogue. Déresponsabilisée, la personne toxico-dépendante vit dans la souffrance et la peur du manque. Elle ne sait plus quel sens donner à sa vie.

Le contact avec la nature et les animaux agit comme le rappel qu'une vie différente peut exister, avec d'autres lois que celles du monde de la toxicomanie. L'animal, comme tout être vivant, a besoin que l'on s'occupe de lui. Tous les jours sans exception, il faut donner à manger aux poules, au canards ainsi qu'aux chats, aux chiens, aux moutons. Après les avoir montés, il faut panser les chevaux. Les animaux domestiques ont, par définition, besoin des humains, et, parmi eux, des patients, et cela est nouveau pour les malades qui se sont sentis rejetés par leur milieu familial ou par la société.

Cette communication avec les animaux, à un niveau très primaire comme celui des besoins vitaux, réveille chez le patient un sens des responsabilités. Même si dans le passé on n'a pas répondu à ses besoins d'enfant, lui est capable de répondre aux besoins des animaux. S'il peut le faire pour des animaux, il peut donc aussi le faire pour lui-même. Dès lors, émerge en lui l'intuition qu'il est capable de se prendre en charge. Il devient alors moins dépendant de la drogue.

Cette communication de base avec les animaux déborde presque immédiatement sur l'affectivité. Dans les centres, chaque animal a un nom, donné par les patients. Une relation personnelle patient-animal est ainsi établie : relation affective, simple et directe.

La communication avec les animaux peut s'établir autrement que par le langage. Le comportement instinctif propre à l'animal supprime les peurs et les hésitations qu'un être présentant des difficultés de communication peut avoir. Petit à petit, une relation de confiance peut s'établir. Cette confiance, basée en partie sur l'affection, est, elle aussi, nouvelle pour le patient. Elle sert de base à un comportement plus doux et plus chaleureux avec les autres êtres humains. Une communication plus large avec le monde peut alors s'instaurer. Il existe la possibilité d'avoir confiance en l'autre et de nouer alors une relation émotionnelle et sentimentale avec lui.

Ainsi, le contact et la communication établis avec les animaux permet de donner ou de redonner à chaque patient l'autonomie d'un individu adulte. Il retrouve, avec les animaux et le milieu rural, le désir de vivre qui est en chacun de nous. Ce réveil crée en lui une joie salutaire. La responsabilité qu'il a de « maintenir en vie » ces compagnons, de s'occuper d'eux, lui permet d'aller contre ses tendances autodestructrices. L'affection réciproque qui se manifeste libère bon nombre de ses angoisses et de ses frustrations. Sur cette base, il peut s'exprimer et communiquer. Il acquiert ainsi la possibilité de s'accepter et d'accepter les autres, de devenir adulte.

Certains patients ne veulent pas s'occuper des animaux. On ne les y oblige pas, mais, constate S. Kocher, « tous ceux qui sont en contact avec les animaux réussissent à mieux se libérer de la drogue que les autres ». En effet, sur 35 % de « guérisons », 30 % concernent des patients qui se sont occupés des animaux pendant leurs trois années de cure. Ce rapport privilégié aux animaux ne représente qu'un aspect de cette thérapie pour drogués, mais il semble constituer un point important dans le processus de guérison. Une fois leur thérapie terminée, la majeure partie des patients prennent chez eux un animal de compagnie. Certains d'entre eux souhaitent à leur tour devenir thérapeutes.

D'après Jean-Luc Maxence, directeur du centre d'accueil et de réinsertion des drogués de Paris, une grande proportion de ceux-ci, une fois désintoxiqués, recherchent un métier où ils seront en contact avec des animaux, le dressage, par exemple.

DES POULES EN LOCATION

— Vos clients sont-ils attachés à leur poule ?

— Oui, on peut le dire, car beaucoup leur donnent des petits noms amicaux, pourtant...

— Pourtant quoi ?

— Pourtant, je dois avouer que la plupart préfèrent la manger à la fin du contrat plutôt que de payer les cinquante marks de la retraite !

Cette conversation pour le moins surréaliste a lieu à Vilig, près de Bonn, dans une maison de cure pédagogique où Hans Josef Steiner, ancien fermier, est devenu le maître d'œuvre d'une expérience unique en Europe.

« Puisque la mode est au biologique, a pensé M. Burlanski, le directeur du centre, nous rendrons service à nos clients en leur donnant des produits de qualité et nous aiderons nos pensionnaires en leur confiant des tâches plus gratifiantes. » Ainsi est née l'idée de l'élevage au sol de poules pondeuses, liées « par contrat » à des particuliers : comme on dit en bon franglais, mais en général pour les voitures, il s'agit de *leasing* avec option d'achat.

On compte actuellement cent cinquante poules rustiques et bonnes pondeuses, qui produisent environ cent trente œufs par jour. Le contrat de dix-huit mois précise le nom du client et le numéro de la bague de la poule louée. Il prévoit le versement de cent marks à la signature (environ 330 francs) contre la fourniture de vingt œufs par mois, qui peuvent être pris au centre chaque semaine, chaque quinzaine ou chaque mois. Au terme du contrat, la poule plumée, vidée et prête à rôtir est remise au contractant. S'il veut laisser la poule mourir de sa belle mort, le centre en prendra soin jusqu'à la fin, moyennant le versement forfaitaire de cinquante marks.

La maison de cure pédagogique abrite, dans des pavillons à l'aspect avenant, cent vingt handicapés mentaux, et cinquante-six d'entre eux se consacrent à de petites tâches faciles : soins aux animaux, manufacture d'objets plastiques, fabrication de bougies, par exemple.

La ferme se trouve dans le voisinage immédiat des pavillons. « Nous avons aussi des moutons, un âne, un bouc, deux chiens, quelques oies. Nous faisons également un peu de jardinage biologique », précise M. Wieland, qui souligne les bienfaits qu'apporte aux pensionnaires le contact avec la nature et les animaux : « Nous voulons les impliquer dans notre travail, qui doit devenir de plus en plus leur travail.

« Nous n'avons jamais fait de publicité, mais la renommée de notre entreprise grandit de semaine en semaine. Notre clientèle dépasse largement les limites du grand Bonn et certains contractants, de plus en plus nombreux, possèdent deux ou même trois poules, ce qui nous poussera à doubler nos effectifs de pondeuses. Mais nous ne voulons pas devenir une grande machine à fabriquer des œufs, même de toute première qualité, nous pensons surtout à nos handicapés, qui se passionnent de plus en plus pour l'entreprise. C'est là que réside le véritable intérêt. »

ÉDUCATION ET RÉINSERTION SOCIALE

LES PROGRAMMES PÉDAGOGIQUES

L'information et l'éducation sont les deux thèmes de prédilection de l'AFIRAC, depuis sa création en 1977 par le Dr Condoret. De nombreuses opérations ont été lancées en France, en milieu scolaire et urbain. Structure d'échanges et de discussions, le premier Club des villes s'est mis en place en 1986 : il regroupe les principales collectivités territoriales françaises intéressées par l'intégration harmonieuse de l'animal dans le tissu urbain. Le Club des villes européen, créé en 1992, se réunit annuellement.

À l'initiative de la fondation Sommer, l'AFIRAC a collaboré à plusieurs reprises à une campagne nationale d'information et d'éducation à l'intention des enfants, la « Croisade pour nos meilleurs amis » : un concours de dessin ayant pour thème les relations entre l'homme et les animaux au cours des âges. Pour les organisateurs, cette opération avait « pour objectif d'éveiller les jeunes au respect de la vie animale et de les aider à devenir des maîtres complètement responsables ». En 1989, les technologies de pointe ont contribué à la naissance d'une nouvelle génération d'outils pédagogiques : une série de trois logiciels de jeux d'aventures, créés pour les 8-12 ans, avec la société Hyperlog, et installés dans des bornes interactives au Centre Georges-Pompidou et à la Cité des sciences de la

Villette, mettaient en scène le chien Archie et le chat Purdy, deux sympathiques mascottes en peluche.

En 1991, un groupe de réflexion étudiant la place de l'animal à l'école, placé sous la direction du ministère de l'Éducation nationale, a été créé. Conduits par une équipe pluridisciplinaire, les travaux avaient pour objectif de proposer aux enseignants des outils pédagogiques. Le groupe éducation de l'AFIRAC, constitué de représentants de l'Éducation nationale, de formateurs enseignants, de psychologues, d'éthologues et de vétérinaires, a ensuite organisé des stages intitulés « L'Enfant et la vie animale ». Des expériences sur le terrain ont suivi, comme celle d'Agen en 1992 et en 1993, avec la chienne Airelle, dans une classe d'enfants de 9-10 ans, sous les conseils de Michel Chanton du Centre d'études du comportement du chien de Seine-et-Marne, et de Jean-Claude Filiatre du laboratoire de psychophysiologie de Besançon. Pour ces éthologues, la principale difficulté résidait dans le réflexe pédagogique des enseignants, qui consistait à être parfois trop directifs. Ces expériences auront cependant permis aux enfants de découvrir, en observant le chien, d'autres types de communication non verbale (flair, postures, mimiques, etc.).

L'AMAO a également lancé, à l'initiative de Corinne Loiseau-Glenaz, responsable de projet, le programme d'installation des quelques huit cents aquariums répartis en France depuis 1987 dans des établissements scolaires. L'aquarium du musée des Arts d'Afrique et d'Océanie, accueillant depuis plusieurs années les enfants des écoles, dans le cadre d'ateliers pratiques, de visites d'exploration, a étendu ses activités : aquariums et poissons sont pris en charge pour l'année par les enfants et leurs enseignants. Selon l'AMAO, ces expériences « ont démontré que l'installation d'un aquarium par une classe renforce, en faisant participer tous les élèves, la cohésion et la communication au sein du groupe ». De plus, la contemplation d'un aquarium bien placé procure un effet calmant. Ses utilisations pédagogiques sont d'ailleurs multiples : biologie (reproduction), écologie (filtration, cycles de vie), mathématiques (étude des volumes et des pourcentages), géographie (origine des poissons, climatologie), arts plastiques, expression écrite...

UN OUTIL DE RÉINSERTION SOCIALE

Répondant aux souhaits de la direction des musées de France, une partie des actions de l'AMAO a été recentrée sur des « zones d'éducation prioritaire » (à Basfroi-Saint-Bernard et à Belleville dans Paris, à Montfermeil, à Beauvais) et sur des programmes « écoles ouvertes » (à Bonneuil, à Orly, à Amiens). L'objectif de cette action sociale, en faveur des enfants et jeunes des banlieues principalement, est « d'arriver à faire en sorte que, grâce à "l'outil aquarium", les marginaux trouvent un pôle d'intérêt en se responsabilisant », explique Corinne Loiseau-Glenaz.

L'AMAO a également lancé, dans le cadre de la convention passée entre les ministères de la Justice et de la Culture, des programmes expérimentaux en milieu carcéral. Il s'agissait, à l'origine, d'étudier les structures les plus favorables à l'accueil d'aquariums, « dont les qualités anxiolytiques et celles d'outils de communication ne peuvent qu'améliorer les conditions de vie des détenus », précise l'association. Tout en comparant l'effet de ces aquariums dans les centrales et maisons d'arrêt (pour hommes et pour femmes), un programme de réinsertion professionnelle a été mis en place dans un centre de jeunes détenus à Lyon : il consistait à faire bénéficier des jeunes très motivés d'une formation en alternance de vendeur en animalerie.

Les poissons restent en France pratiquement les seuls animaux, avec parfois les chats, autorisés à tenir compagnie aux détenus.

L'AVENIR DE LA ZOOTHÉRAPIE

RECHERCHE ET FORMATIONS

LA RECHERCHE COMPORTEMENTALE

Deux chercheurs de l'Institut de l'homme, de l'enfant et de l'animal de Besançon (IHEA), également passionnés par « la dynamique des interactions de l'enfant et du chien », font, depuis quelques années, des recherches expérimentales avec le laboratoire de psychophysio-éthologie de la faculté des sciences de Besançon. Ayant travaillé en collaboration avec plusieurs écoles, Jean-Claude Filiatre et Annie Eckerlin se sont attachés à découvrir, sous la direction du Pr Montagner, la façon dont l'enfant décode, à l'aide de différents critères sensoriels, l'état émotionnel du chien et du chat. Ils cherchent aussi les réponses comportementales possibles vis-à-vis des attitudes de l'animal. L'objectif de cette démarche pédagogique est de parvenir à une meilleure connaissance et à une information plus précise des relations entre l'homme et l'animal vivant dans différents milieux (familial, éducatif, urbain, rural, en laboratoire), afin, par exemple, de prévenir les dysfonctionnements ou les incidents qui peuvent apparaître dans leurs rapports quotidiens.

L'équipe de Besançon a également développé en collaboration avec l'unité 70 de l'INSERM de Montpellier, dirigée par le Pr Montagner, une étude sur les comportements de l'enfant âgé de moins de un an, lorsqu'il est en compagnie de son animal familier, en situation expérimentale. L'unité de Montpellier s'est aussi intéressée aux enfants accueillis dans les institutions spécialisées, afin d'observer les interactions entre un animal familier et des jeunes enfants « émotionnellement perturbés ».

DANS LES FACULTÉS DE MÉDECINE

Le département d'éthologie de la faculté de médecine de Bobigny proposait, ces dernières années, aux professionnels de l'équitation, de la santé et aux travailleurs sociaux une formation à l'UFRE (Unité de formation à la réadaptation par l'équitation), permettant la délivrance d'une attestation universitaire de réadaptation par l'équitation (AURE). Cette formation comprenait un enseignement théorique, les unités de valeur de l'année préparatoire de l'IUSS (Institut universitaire de sport et santé), un enseignement pratique, sous la forme de stages, et un mémoire à soutenir après une année d'expérience personnelle pratique. Cet enseignement est assuré par des enseignants de l'association nationale Handi-Cheval, du CIDR (Centre international de développement et de recherche) et de l'IUSS.

Handi-Cheval, créée en 1970, s'est fixé pour but de rassembler et de coordonner à l'échelon national l'ensemble des pratiques équithérapiques. Organisée en instances régionales ou départementales, cette association a pour ambition, afin de lutter contre les abus qui se pratiquent dans ce domaine, de :

- Permettre à chaque région de s'organiser et de lui apporter l'aide technique attendue.
- Collecter et diffuser les connaissances de l'information.
- Développer la formation des cadres.

• Mettre en relation l'ensemble du monde équestre avec celui des handicapés, en vue d'une collaboration mutuelle.

Cette association s'efforce d'apporter un label de qualité aux pratiques locales qu'elle agrée et de coordonner efficacement cet ensemble. Elle recherche sans cesse des moyens adaptés et une participation active des personnes et des institutions, afin de mener à bien la mission qu'elle s'est donnée auprès des plus défavorisés.

La FENTAC-ASERTAC dispense, quant à elle, en plus des stages, une formation continue de thérapeute avec le cheval, en trois ans, sanctionnée par la reconnaissance universitaire du CHU Pitié-Salpêtrière (responsables : Pr Basquin et Renée de Lubersac). Cet enseignement est ouvert aux professionnels médicaux ou paramédicaux de tous les pays. Le Pr Basquin a également créé, dans le cadre de ses responsabilités au CHU, une unité autonome pour la formation post-universitaire. La FENTAC travaille en collaboration avec cette association, régie par la loi de 1901, pour organiser la formation post-universitaire en psychomotricité de l'UFR de la Pitié-Salpêtrière-Paris-VI, qui réunit plusieurs départements pluridisciplinaires, dont la thérapie avec le cheval.

DANS LES ÉCOLES VÉTÉRINAIRES

Aux États-Unis, selon une étude réalisée par Guy Hancock, directeur du *Veterinary Technology Program* du Junior College Saint Petersburg, en Floride, il existe plus de soixante-cinq programmes de technologies vétérinaires cautionnés par l'Association médicale vétérinaire américaine. À l'issue de cette formation de deux ans, quelque douze cent cinquante techniciens se voient décerner chaque année le titre de *Associate in Science Degree* (« diplôme scientifique d'auxiliaire »).

Par ailleurs, chaque année, environ deux mille cent soixante-dix vétérinaires sortent diplômés des vingt-sept écoles vétérinaires. Sur les trente-cinq programmes de techniques vétérinaires ayant participé à l'étude (dont sept sont membres de la Delta Society), environ la moitié d'entre eux ont inscrit certains aspects du sujet « Lien homme-animal » aux épreuves de l'examen oral. Deux tiers des écoles ayant répondu ont manifesté un désir d'augmenter les activités de leur laboratoire ou les projets d'activité liés à ce thème (élément encore mineur dans le cursus de beaucoup de programmes).

En Belgique, la thérapie facilitée par l'animal est seulement évoquée dans les cours d'éthologie dispensés aux étudiants en sciences vétérinaires et en psychologie, selon Philippe Bernard, président de l'association Ethologia. Depuis 1992, la faculté vétérinaire de Namur organise chaque année une série de séminaires sur le thème de la relation homme-animal, avec l'intervention de personnalités dans ce domaine. « C'est la première et seule expérience de ce type en Belgique », précise Ph. Bernard, qui constate l'absence dans son pays de formation dans le domaine des thérapies des troubles du comportement des animaux de compagnie. Lorsqu'ils ne se forment pas eux-mêmes, les vétérinaires et les éducateurs canins viennent suivre des formations en France, « chez M. Chanton, notamment ». Ces cours d'éthologie sont également dispensés dans les écoles vétérinaires de Maisons-Alfort et de Nantes.

En France, une nouvelle voie s'ouvre pour les vétérinaires : *l'éthologie clinique*, appelée à devenir une spécialité vétérinaire à part entière, sanctionnée par un diplôme. À la suite de B. Cyrulnik, on a pu mettre en évidence le parallélisme existant entre le comportement de l'homme et celui de l'animal, ce dernier permettant une approche simplifiée, qui conduit à des hypothèses utiles pour essayer de comprendre le psychisme humain et le soigner, éventuellement.

Il n'est donc pas extravagant de penser que l'homme a beaucoup à apprendre du mode de fonctionnement psychique de l'animal, pas si éloigné du sien sur certains plans, pour en bénéficier par la suite.

Les étudiants vétérinaires n'avaient jusqu'alors, durant leurs cinq années d'études, aucune formation réelle en éthologie. Ce créneau a donc été occupé par d'autres, qui se sont formés sur le terrain et qui se sont fait appeler éducateurs ou comportementalistes. Ces titres ne correspondaient à aucun statut officiel, les seuls diplômes officiels étant le DEA ou le DES, privilèges accordés à des chercheurs. En 1991, fut institué à l'université Paris-XIII à Villetaneuse, le premier diplôme d'éthologie à application pratique.

Bien que n'ayant pas été sensibilisés les premiers à la zoothérapie, les vétérinaires offrent désormais leur concours, car plus que d'autres ils sont habilités à déterminer si le trouble comportemental d'un animal est d'ordre physiologique ou psychologique.

Patrick Pageat, médecin vétérinaire et diplômé ès sciences en éthologie, dispense désormais un enseignement proposant des options en dernière année d'école vétérinaire, appelé à déboucher bientôt sur un certificat d'enseignement spécialisé en éthologie. Cet enseignement est relayé par celui de la Société mondiale de vétérinaires éthologues, récemment créé, qui a comme organe de communication le *Bulletin d'éthologie*, édité en langue anglaise.

Cette nouvelle formation des vétérinaires trouve son application, par exemple, dans les institutions pour personnes âgées, où ces diplômés trouvent tout naturellement un rôle de conseiller en matière d'hygiène et éventuellement pour des problèmes comportementaux. D'autre part, on sait qu'un animal psychiquement souffrant a une influence bénéfique réduite, voire négative, sur son propriétaire, et particulièrement quand ce dernier est déjà perturbé ou malade.

L'éthologie peut donc faciliter l'aide zoothérapique.

PROSPECTIVE

Boris M. Levinson, déclarait en 1982 : « Alors qu'il y a encore une vingtaine d'années on ne prenait pas très au sérieux les relations animal-humain, c'est maintenant tout à fait reconnu, mais il n'y a pas encore de méthodologie appliquée. Il faut proposer une méthodologie pour poursuivre et développer cette recherche, et plus précisément :

— le rôle des animaux dans divers cultures et groupes ethniques à travers les siècles ;

— les effets de l'association avec des animaux sur le développement de la personnalité humaine ;

— la communication humain-animal ;

— l'utilisation thérapeutique, en institution, d'animaux dans une psychothérapie formelle, voire l'organisation de formes de résidences pour handicapés et populations âgées.

Telle était sa proposition, il s'agissait de *prospective*.

« Au début, le travail s'est fait de manière très intuitive. Les animaux en fait ont comblé un des besoins humains les plus vitaux, c'est-à-dire le besoin de sécurité, et ont longtemps représenté le symbole du pouvoir et de la force nourricière. Ils ont aussi fonctionné pour l'homme comme une forme de catharsis, laquelle pouvait en retour exercer un contrôle sur ses propres pulsions.

« Ensuite, on est passé à une approche plus scientifique. Par cette méthode, nous avons cherché à répondre à quelques-unes des questions que nous a suggérées notre intuition. Pour pouvoir mener à bien cette recherche scientifique, il est nécessaire d'abord d'établir une théorie adéquate permettant de susciter les questions et, par conséquent, les méthodes. Ensuite, il a fallu évaluer les résultats. Nous n'en sommes encore qu'aux balbutiements, mais il y a eu des débuts prometteurs... »

En 1994, Jean-Luc Vuillemenot, secrétaire général de l'AFIRAC nous déclare : « Pour pouvoir parler de *prospective* en matière de zoothérapie, il apparaît nécessaire de faire un *état des lieux*. Je crois que nous nous trouvons à une période charnière, où tous ceux qui ont développé, ces dix ou quinze dernières années, des expériences empiriques, intuitives, essentiellement de terrain, avec pour certains des résultats extrêmement positifs, doivent absolument être convaincus qu'il leur faut passer par une méthodologie d'approche scientifique. Il nous faut obtenir des résultats expérimentaux (condition *sine qua non*, pour rebondir et disposer d'outils qui permettront de généraliser la méthode, de la "légaliser", de l'aiguiser, de lui donner en quelque sorte "un corps de doctrine") et pratiquer une démarche cartésienne. On a bénéficié d'un champ d'investissements personnels, d'engagements, de bonnes volontés, du concours de spécialistes. Il ne s'agit pas de négliger tous ceux qui se sont engagés sur ce terrain, il fallait des défricheurs. La VIIe Conférence internationale sur les relations entre les hommes et les animaux, qui se déroulera à Genève sur le thème "Animaux, santé et qualité de vie", avec le soutien de l'OMS, constitue un élément déterminant dans l'évolution de la zoothérapie, un tournant très important qui doit marquer un véritable rapprochement entre les expériences de terrain et les travaux des scientifiques, afin que les uns puissent bénéficier des connaissances des autres, et réciproquement. La capitale helvétique, de par sa situation géographique et son contexte humanitaire international, confère à cet événement, organisé conjointement par l'AFIRAC et l'IEMT-Suisse, une dimension de sérieux et d'ambitions concertées.

« L'élément fédérateur de cette conférence est la volonté de se retrouver, de travailler ensemble pour montrer la diversification des travaux de recherche. C'est le moment ou jamais, parce que chacun, dans son domaine respectif, est prêt, intellectuellement, techniquement, pratiquement, à faire état de l'évolution de ses connaissances. [...] C'est comme une doctrine, ce que le Pr Montagner appelle les "fondements théoriques". Nous nous trouvons dans ce passage-là. Tous sont amenés à réfléchir sur cette problématique de méthodologie, tant au niveau français qu'international.

« Pour évoquer le potentiel des *métiers* qui peuvent s'inscrire autour et dans le domaine bien spécifique de la zoothérapie, la prudence est de mise en ce qui concerne les appellations et les titres que certains veulent s'attribuer ; du zoothérapeute au vétérinaire-psychiatre pour animaux, on mélange tout et n'importe quoi. »

On sait aujourd'hui reconnaître les compétences dans ce domaine : elles sont identifiées et identifiables, elles se regroupent et agissent en commun. Parmi toutes les disciplines qui évoluent autour de la zoothérapie (psychiatrie, psychologie, éthologie, comportementalisme, médecine vétérinaire, biologie), certaines vont être amenées à se développer plus particulièrement, selon des axes bien précis, en tenant compte des exigences d'une méthodologie basée avant tout sur une expérimentation humaine.

LA ZOOTHÉRAPIE CRÉATRICE D'EMPLOIS ?

Qu'il y ait un fort potentiel de création d'emplois, J.-L. Vuillemenot en doute. Mais il pense qu'« il y a un champ d'investigation rapide à explorer : c'est tout le contexte de l'animal placé dans une collectivité et qui va requérir des compétences particulières. Par exemple, une personne pourra être formée aux carrières sanitaires et sociales, infirmier(ère), aide-soignant(e), assistant(e) social(e), travailler en institution et prendre en charge un chien spécialement éduqué et développer des séances d'animation. [Voir chapitre précédent]. Le Dr Renée Sebag-Lanoë, à l'hôpital de Villejuif, en gériatrie, souhaiterait initialiser cette nouvelle orientation, ce "plus", dans son service ».

Parallèlement à ces professions de service existant en institutions spécialisées, et qui sont à repenser pour les recréer de toute pièce, certains métiers vont se chercher d'autres voies : les psychologues, les éducateurs (à l'école), les dresseurs pour chiens, etc. Tous devront avoir une double compétence : s'adresser aux humains et aux animaux, pour pratiquer une thérapie harmonieuse.

Cette grille de nouveaux métiers ne peut se faire hors d'un cadre législatif ; pour que tout se mette en place, il va falloir attendre plusieurs années.

AXES DE RECHERCHE EN COURS

Les principaux axes de recherche actuels se résument à ceux qui concernent l'éveil de l'enfant, l'école, les banlieues défavorisées, la drogue et la délinquance, le troisième âge.

Dans un de ces secteurs privilégiés par les chercheurs, on peut noter que la France a pris une avance significative dans la recherche entreprise pour combattre la délinquance dans les banlieues : « Nous travaillons actuellement, avec une équipe de psychiatres, sur la jeunesse en difficulté, respectivement et conjointement dans les banlieues parisiennes (Aulnay-sous-Bois, Romainville, etc.), à New York, avec Samuel Ross, et à Moscou. » Psychiatres et sociologues ne peuvent que prendre conscience du rôle important que pourra jouer l'éducateur et son animal auprès de cette jeunesse en difficulté et marginalisée.

On ne peut, avec J.-L. Vuillemenot, que souhaiter le succès de cette entreprise, la violence urbaine étant bien souvent au cœur de l'actualité. Bon nombre d'expériences se font jour en France, mises en chantier par ces personnes qui ressentent la nécessité de faire passer le message, de se rassembler, et qui sollicitent des aides pour lancer de nouveaux projets. Ils ont l'appui des pouvoirs publics (notamment la Direction de l'enseignement et de la recherche au ministère de l'Agriculture, le ministère de la Santé, la Direction de l'enseignement et de la recherche au ministère de la Culture, les conseillers généraux, de plus en plus partenaires, les institutions étatiques et privées...) qui sont nettement sensibilisés. Un nouveau réseau d'action se met en place autour de la zoothérapie (Paris, la banlieue, la grande ceinture ; les régions, avec Clermont-Ferrand, Saint-Étienne, Tours, Caen, Nice, Cannes, etc. ; les villes européennes. Il y a des démarches ponctuelles dans beaucoup de grandes villes du monde).

Tous les espoirs sont permis pour les prochaines années, car prise de conscience et volonté d'aboutir se conjuguent déjà au présent.

CONCLUSION

Ce livre, par son approche toute nouvelle des bienfaits que peut apporter, dans la domaine de la santé, la présence de l'animal, aura rempli sa mission s'il a permis au lecteur d'appréhender un phénomène de société, qui prend chaque jour un peu plus d'ampleur, et de découvrir une thérapie préventive ou curative, qui, impliquant plusieurs disciplines, ouvre des voies aux travailleurs sociaux, aux scientifiques et aux professionnels de la santé.

Nous avons montré et démontré que les animaux ne sont ni des prothèses ni des médicaments, et encore moins des thérapeutes, mais qu'ils sont capables d'accompagner l'homme tant sur le plan affectif que psychologique et physiologique, qu'ils peuvent être des cothérapeutes malgré eux.

L'animal a d'abord été considéré comme un soutien technique, puis on a rapidement pris conscience qu'il pouvait jouer un rôle positif sur le psychisme et qu'il nous dispensait, en outre, ses bienfaits tout au long de notre vie, enfance, adolescence, âge adulte, vieillesse, et jusqu'au moment de la mort.

Nous avons synthétisé l'histoire, la théorie et la pratique clinique de cette thérapie encore peu connue du grand public. Cet ouvrage est tout entier nourri de témoignages et d'anecdotes livrés par ceux qui ont pu déjà apprécier les apports bénéfiques de cette pratique, et les interventions de professionnels de la santé, humaine et animale, et des médias, qui se font de plus en plus l'écho de ce phénomène, complètent notre propos.

À la suite des États-Unis et du Canada, la France, depuis une dizaine d'années, a tout mis en œuvre pour sensibiliser les chercheurs, le corps médical, les vétérinaires et les institutions, afin qu'ils fassent partager au grand public les avantages de cette thérapie encore récente.

Empiriques au début, ses méthodes et ses résultats intéressent les scientifiques, qui cautionnent désormais sa démarche.

Un point important : toutes ces actions thérapeutiques doivent conserver comme cadre le respect de l'animal.

Laissons Boris M. Levinson conclure : « À l'origine, les animaux étaient considérés comme des dieux, ensuite on en a fait des esclaves, puis des travailleurs, et ce n'est que maintenant que nous commençons à les regarder comme de véritables compagnons. On a pourtant toujours rêvé d'un mythique âge d'or où les humains et les animaux vivraient en parfaite harmonie. On se rapproche de cette vision idyllique, avec la disparition graduelle de la vie animale sauvage ; ainsi la coexistence paisible entre les animaux et les humains devient une réalité [...]. C'est maintenant notre mission de réaliser la prédiction du prophète Isaïe, qui annonçait : “Le loup habitera avec l'agneau et le léopard se couchera à côté du faon !” »

ADRESSES UTILES

ÉTUDE, RECHERCHE ET FORMATION

AFIRAC (Association française d'information et de recherche sur l'animal de compagnie).

Recueille, produit et diffuse (émissions TV, *La Lettre de l'Afirac*, ACPS Presse Service, etc.) l'information sur l'animal familier. Encourage et lance les programmes de recherche sur les relations homme-animal, et est à la source des programmes pédagogiques et urbains.

7, rue du Pasteur-Wagner, 75011 Paris.

Tél. : 42 29 12 00. Fax : 48 06 55 65. Minitel : 36 15 code AFIRAC.

Président : Hubert Montagner ; Secrétaire général : Jean-Luc Vuillemenot.

IHEA (Institut de l'homme, de l'enfant et de l'animal de Besançon).

Collabore avec MIRA, au Québec, et le laboratoire de psychophysio-éthologie de la faculté des sciences de Besançon (recherche et formation).

12, rue Famille, 25000 Besançon. Tél. : 81 47 01 94.

Responsable : Jean-Claude Filiatre.

AHAIO (International Association of Human-Animal Interaction Organisations).

Regroupe, depuis 1990, les diverses associations internationales « intéressées par une meilleure connaissance et une compréhension approfondie du lien entre animaux et humains ». Responsable de la VIIe conférence internationale sur les « Relations entre les hommes et les animaux », organisée par deux de ses membres, l'AFIRAC et IEMT-Suisse, qui se déroulera à Genève en 1995.

Associations membres de l'AHAIO :

DELTA SOCIETY (État-Unis).
Présidente : Linda Hines.
P.O. Box 1080, Renton, Washington 98057-1080, États-Unis. Tél. : (206) 226 7357. Fax : (206) 235 1076.
c/o Colgate-Palmolive Co., 300 Park Ave. 15th floor, New York, NY 10022-7499, États-Unis. Tél. : (212) 310 2802. Fax : (212) 310 2530.

JACOPIS (Australie).
117 Collins Street, Melbourne 3000, Australie.

SCAS (Grande-Bretagne).
23, Glengall Road, SE15 6NJ, Londres, Grande-Bretagne. Tél. : (71) 639 5140 ou (419) 545 2088 (Anne Docherty).

FORSCHUNGSKREIS HEIMTIERE IN DER GESELLSCHAFT (Allemagne).
Tél. : 40 417 061. Fax : 40 440 894 (Georges-Louis Puech).

IEMT (Autriche).
Weyringergasse 28 A-6, A-1040 Vienne, Autriche. Tél. : (43222) 505 4270. Fax : (222) 505 9422 (Roger Lavelle).

IEMT (Suisse) Tél : 729 9227. Fax : 729 9286.

ETHOLOGIA (Association belge d'étude et d'information sur la relation homme-animal) Secrétaire général : Philippe Bernard.
Avenue Albert-Elisabeth, 46, B-1200 Bruxelles, Belgique. Tél. : (2) 732 1510. Fax : (2) 732 0269.

Université de Liège
Place du 20-Août, BP 4000 Liège, Belgique. Tél. · 41 42 00 80.

Laboratoire d'anthropologie de la communication
Personne à joindre : Monique Servais.
Allée du 6-Août, Bât. B.12, B.4000 Liège, Belgique. Tél. : 41 56 32 37. Fax : 41 56 29 94.
GECAF (Groupe d'étude sur le comportement de l'animal de compagnie).
Président : Jean-Paul Chaurand.
82, rue de Villiers, 75017 Paris. Tél. : 42 67 72 96.

MINISTÈRE DE L'AGRICULTURE
École nationale vétérinaire d'Alfort
7, avenue du Général-de-Gaulle, 94704 Maisons-Alfort.
Syndicat des vétérinaires français
10, place Léon-Blum, 75011 Paris. Tél. : 43 79 11 52.
Centre d'étude du comportement du chien
Responsable : Michel Chanton.
3, rue Fontaine-Froide, Gardeloup, 77130 Saint-Germain-Laval. Tél. : 64 32 20 65.
Fondation assistance aux animaux
Responsable : Arlette Alessandri.
Assistance, programmes d'éducation, recherche, revue *(La Voix des bêtes)* , enquêtes, formation de policiers municipaux...
• Siège social (renseignements de la ferme pédagogique du Hameau de la reine, parc du château de Versailles) : 24, rue Berlioz, 75016 Paris. Tél. : 40 67 10 04.
• Dispensaire, refuges : 23, avenue de la République, 75011, Paris. Tél. : 43 55 76 57.
Association internationale pour la zoothérapie
Responsable : Caroline Bouchard.
Le Château de la Briche, 37340 Hommes (Indre-et-Loire). Tél. : 47 24 69 42 et 47 24 69 37. Fax : 47 24 98 18.

CENTRES DE FORMATION D'ANIMAUX D'ASSISTANCE
ANECAH (Association nationale d'éducation de chiens d'assistance pour handicapés).
Responsable : Marie-Claude Lebret.
Forme et éduque, en France, l'ensemble des chiens (golden

retrievers et labradors) destinés à assister les handicapés dans la vie quotidienne.

Le Bois de la Loge, 45240 Menestreau-en-Villette.
Tél. : 38 76 94 66.

LEPA (Lycées d'enseignements professionnels d'Alençon et de Saint-Gervais-d'Auvergne).

Centres désignés par le ministère de l'Agriculture et travaillant avec l'ANECAH. Enseignement de l'élevage canin (BEP agricole), centre d'apprentissage et bientôt centre de formation pour chiens d'assistance aux handicapés.

• Lycée professionnel agricole d'Alençon,
250, avenue du Général-Leclerc, 61000 Alençon.
Tél. : 33 28 09 96.

• Lycée professionnel agricole de Saint-Gervais,
avenue de la Gare, 63390 Saint-Gervais-d'Auvergne.
Tél. : 73 85 72 84.

Institut national agronomique
16, rue Claude-Bernard, 75231 Paris Cedex 05.
Tél. : 44 08 17 71.

Société d'ethnozootechnie
25, boulevard Arago, 75014 Paris. Tél. : 43 31 27 16.

Centre progressif de comportement animal du Québec
Responsable : Carole Brousseau.
Recherche services cliniques, consultation, formation à la thérapie assistée par l'animal.
7483, rue Drolet, Montréal, Québec H2R 2C3, Canada.
Tél. : (514) 273 5613.

Maison-TANGUAY (Direction générale des services correctionnels).
Personne à joindre : Caroline Tremblay, psychologue.
555, boulevard Henri-Bourassa, Ouest Montréal, Québec H3L 1P3, Canada. Tél. : (514) 337 9450 poste 243. Fax : (514) 873 7871.

Clinique Vétérinaire de Westmount
Personne à joindre : Jean-Marc Vaillancourt.
349, avenue Victoria, Westmount Québec H3Z 2 N1, Canada. Tél. : (514) 487 5300.

Délégation de l'ANECAH pour l'Oise
Responsable : Philippe Van Hauwaert.
2, cours Druon, 60400 Noyon. Tél. : 44 44 35 51.

FNECGA (Fédération nationale des clubs et des écoles de chiens-guides d'aveugles).
Responsable : Michel Klein.
91, rue Jean-Bleuzen, 92170 Vanves. Tél. : 46 45 44 55. Fax : 46 44 55 99.

Fondation MIRA (chiens-guides pour aveugles).
Responsable : Éric Saint-Pierre.
1820, Rang Nord-Ouest, Sainte-Madeleine, Québec JOH 1S0, Canada. Tél. : (514) 467 7524. Fax : (514) 795 6666.
• Centre Métrobec
2700, Jean-Perrin, local 125, Québec (Québec) G2C IS9, Canada. Tél. : 418 845. Fax : 418 845 000.

Le Carrefour de la zoothérapie
Personne à joindre : Michel Harrison.
17035, rue Saint-Louis, Saint-Hyacinthe, Québec J2T 3G6, Canada. Tél. : (514) 774 3663.

Le Chien écouteur (Association).
Centre d'éducation Bois-Grand.
Responsable : Irène Kuijer.
47210 Saint-Étienne-de-Villeréal. Tél. : 53 36 63 21.
Forme et remet gratuitement des chiens d'assistance aux handicapés auditifs. Travaille avec le programme anglais Hearing Dog for the Deal (London Road A 40, Lewknor, Oxford OX9 5RY, Grande-Bretagne).

Centre mutualiste de rééducation et de réadaptation fonctionnelles de Kerpape (Programme d'aide simienne aux tétraplégiques).
Responsable : Hervé Prud'homme (Centre des Capucins).
BP. 2126, 56321 Lorient Cedex. Tél. : 97 87 40 40.

ASERTAC-FENTAC (équithérapie).
• Association pour la spécialisation, l'enseignement et la recherche dans les thérapeutiques d'approche corporelle.
21, rue Massue, 94300 Vincennes. Tél. : 48 08 24 42.

Recherche, stages de formation à la thérapie avec le cheval (TAC).

• Fédération nationale de thérapie avec le cheval (FENTAC) (même adresse).

Coordonne le travail des associations sur la TAC, crée des écuries dans les centres spécialisés, forme des thérapeutes avec la faculté de médecine Paris-VI (CHU Pitié-Salpêtrière).

Association Handi-Cheval (équithérapie).
45, rue du Général-de-Gaulle, 22770 Lancieux.
Tél. : 96 86 25 76.

The Assistance Dog Institute
Responsable : Bonnie Bergin.
Formation de chiens d'assistance pour handicapés.
421 East Cotati Avenue, Cotati, CA 94931-4000, États-Unis.

Canine Companion for Independence (Association).
PO Box 446, Santa Rosa, CA 95402-0446, États-Unis.
Service-dogs aux handicapés.

Marineland (thérapie par les dauphins).
Route nationale 7, 06160 Antibes-Juan-les-Pins.
Tél. : 93 33 49 49.

Betsy Smith (thérapie par les dauphins).
67 N-W, 21st. Street, 33030 Homestead, Floride, États-Unis.
Tél. : 305 2459684.

INSTITUTIONS (HÔPITAUX, MAISONS DE RETRAITE, CENTRES DE RÉINSERTION)

AMAO (Association des amis de l'aquarium du musée national des Arts d'Afrique et d'Océanie).

Organise des actions pédagogiques en milieu scolaire, hospitalier, pénitencier et urbain, autour d'activités liées à l'installation et à la maintenance des bacs et aquariums.

Responsable : Michel Hignette (Directeur Aquarium).
293, avenue Dausmenil, 75012 Paris. Tél. : 44 74 85 22.

ADEHPA (Association des directeurs d'établissements d'hébergement pour personnes âgées).

3, rue de l'Impasse-de-l'Abbaye, 94106, Saint-Maur.
Tél. : 42 83 98 61.
MAEH (Mouvement pour l'amélioration de l'environnement hospitalier).
Tél. : 43 37 56 33 (permanence le mardi de 11 h à 17 h).
Centre Hospitalier Douglas
Responsable : Raymond Plouffe.
Service de zoothérapie.
6875, boulevard de la Salle, Verdun H4H 1R3, Québec, Canada. Tél. : 514 761 61 31, poste 22135.
Maison de retraite Les Mistrais
Directeur : N. Tartarin
BP 31, 37130 Langeais, Indre-et-Loire. Tél. : 47 96 83 23.
Hôpital Pierre-Feu, Hyères
Responsable : Corinne Delengaigne.
Unité d'urgences psychiatriques.
Tél. : 94 66 11 68.
Hôpital Necker-Enfants-Malades
Service de stomatologie du Pr Couly.
149, rue de Sèvres, 75015 Paris. Tél. : 44 49 40 00.
Hôpital Psychiatrique Paul-Guiraud
Service du Dr. Renée Sebag-Lanoé.
54, avenue de la République, 94800 Villejuif.
Tél. : 45 59 57 00.
Hôpital Paul-Brousse
Service de cancérologie.
12, avenue Paul-Vaillant-Couturier, 94800 Villejuif.
Tél. : 45 59 30 00.
Maison de retraite Saint-Vincent (psychotiques et handicapés sensoriels).
Personne à joindre : Brigitte Martin.
19, rue Salneuve, 75017 Paris. Tél. : 47 63 63 79.
Hôpital de l'Assistance Publique Sainte-Perine, Chardon, Lagache, Rossini
Services de gérontologie.
49, rue Mirabeau, 75016 Paris. Tél. : 44 96 32 17.
Centre Didro (Centre de réinsertion pour toxicomanes).

Responsable : Jean-Luc Maxence.
9, rue Pauly, 75014 Paris. Tél. : 45 42 75 00.
Centre Corot (Jeunes en difficulté, délinquants)
4, rue Corot, 75016 Paris. Tél. : 45 24 54 46.

FERMES PÉDAGOGIQUES ET THÉRAPEUTIQUES

Association internationale pour la zoothérapie
Personnes à joindre : Caroline Bouchard et Claire Barthès-Coquillat.
Le Château de la Briche, 37340 Hommes, Indre-et-Loire.
Tél. : 47 24 69 42. Fax. : 47 24 69 37.
Association pour la promotion des fermes pédagogiques en France
Maison de l'Environnement, 16, rue Ferdinand-Fabre, 34000 Montpellier. Tél. : 67 79 32 62.
GIFAE (Groupement international des fermes d'animations éducatives).
Responsable : Hélène Chanson.
Maison de la nature, 23, rue Gosselet, 59000 Lille.
Tél. : 20 52 57 46. Fax : 20 86 15 56.
European Federation of City Farms Office (Fédération européenne des fermes urbaines).
Président : Marc de Staercke.
Place des Martyrs, 23, 1000 Bruxelles, Belgique.
Administrative office : Neerhofstraat 2-1700 Dilbeek, Belgique. Tél. : 02 5691445.
Ferme Georges-Ville
Route du pesage, Bois de Vincennes.
Tél. : 43 28 47 63.
Responsable : Paris-Nature (Mairie de Paris, Direction des parcs, jardins et espaces verts), route Pyramide, 75012 Paris.
Ferme pédagogique du Mas de Grille
Responsable : Jean-Pierre Dugarin, président de l'Association de promotion des fermes pédagogiques en France.
Route de Sète, 34430 Saint-Jean-de-Védas. Tél. : 67 47 29 57.

Green Chimneys Children Services
Responsable : Samuel Ross.
Putnam Lake Road, Brewster, New York 10509, États-Unis.
Tél. : 212 8926810.
Société centrale canine (fichier central des animaux tatoués).
155, avenue Jean-Jaurès, 93535 Aubervilliers.
Tél. : 49 37 54 00.
Société protectrice des animaux (SPA)
39, boulevard Berthier, 75017 Paris. Tél. : 43 80 40 66.

GLOSSAIRE

Affect : état affectif élémentaire de plaisir ou de déplaisir.

Autisme : repliement sur le monde intérieur et refus du contact avec le monde extérieur.

Autisme infantile : incapacité du petit enfant dès sa naissance à établir des contacts affectifs avec son environnement. L'attitude de l'enfant frappe par son indifférence et son désintérêt total vis-à-vis des personnes comme des objets qui l'entourent.

Comportementalisme (synonyme de behaviorisme) : doctrine qui indique le point de départ du comportement. Elle se veut absolument objective. Elle envisage le sujet du dehors, se refusant à tenir compte de ce qui peut se passer ou non dans son esprit. Elle se contente d'enregistrer les phénomènes sur lesquels tous les observateurs peuvent être d'accord : stimuli et réponses. Les behavioristes étudièrent d'abord l'animal en laboratoire, puis l'enfant, et étendirent ensuite leur système à toute la psychologie. Ils envisagent le comportement comme un montage de réflexes. Ils ne s'intéressent pas à des phénomènes tels que la conscience, l'instinct, l'hérédité, le plaisir ou la douleur. Pour le behaviorisme, l'un des buts de la psychologie du comportement, c'est de transformer la personnalité.

Électrochoc : provocation d'une perte de conscience, suivie de convulsions, par le passage à travers la boîte crânienne d'un courant électrique appliqué, pendant un ou deux dixièmes de secondes, au moyen d'appareils permettant de doser l'intensité du courant et son temps de passage. Ce procédé a été utilisé avec succès dans le traitement de certaines affections mentales ; actuellement, il est remplacé de plus en plus par la chimiothérapie.

Épilepsie : maladie nerveuse caractérisée par de brusques attaques convulsives, accompagnées de perte de connaissance.

Ergothérapie : méthode de traitement et de rééducation active des invalides et des infirmes, consistant à leur faire exécuter un travail approprié à leurs capacités fonctionnelles diminuées et qui permet également d'améliorer leur équilibre psychologique.

Éthologie : du grec *ethos* (« mœurs, caractère »). Science des comportements des espèces animales et humaines, dans leur milieu naturel.

Gériatrie : branche de la médecine qui traite des maladies de la vieillesse.

Myopathie : toute affection du système musculaire, et, plus particulièrement, atteinte dégénérative des muscles, de localisations diverses, en général familiale et héréditaire.

Neuroleptique : tout médicament qui exerce un effet dépresseur global sur la plupart des fonctions cérébrales, qui calme l'agitation et l'hyperactivité neuromusculaire, en apportant un état de tranquillité et de détente.

Oncologie : étude des tumeurs et par extension des cancers.

Orthophoniste : spécialiste non médecin qui pratique les méthodes de rééducation verbale destinées à corriger les défauts de prononciation et d'élocution.

Paraplégie : paralysie des deux membres inférieurs ; elle est généralement due à une lésion de la moelle épinière.

Physiothérapie : utilisation des substances naturelles, ainsi que de diverses méthodes d'exercices physiques et de massage, dans un but thérapeutique.

Psychophysiologie : étude des rapports existant entre les processus mentaux et les activités physiologiques. Cette discipline fait appel simultanément aux techniques de la psychologie et de la physiologie.

Psychosomatique (trouble) : trouble organique ou fonctionnel occasionné, favorisé ou aggravé par des facteurs psychiques (émotionnels et affectifs).

Psychotrope : médicament qui agit sur les fonctions et le comportement psychiques, quel que soit le type d'effet exercé (dépresseur, stimulant ou déviateur).

Sclérose en plaques : affection du système nerveux central due à la formation de plaques de démyénilisation disséminées en n'importe quel point du système nerveux central. Troubles moteurs, sensitifs, oculaires, psychiques, sont quelques aspects de la symptomatologie. Cette maladie évolue lentement, par poussées.

Spasmodique : qui est caractérisé par des spasmes, qui a des spasmes.

Tétraplégie (ou quadriplégie) : paralysie des quatre membres.

BIBLIOGRAPHIE

Ouvrages généraux sur les animaux

R.S. Anderson, *Pets, Animals and Society*, Balliere Tindall, Londres, 1984.

Richard Bach, *Jonathan Livingston le goéland*, Flammarion, 1989.

A.M. Beck, *The Therapeutic Use of Animals*, Vet. Clin. of North. in « Small Animal Practice », 1985, vol. 15, n° 2, pp. 365-375.

A.M. Beck et Aaron Katcher, *Between Pets and People*, C/O Perigee Books (Putnam Publishing Group).

A.M. Beck et Aaron Katcher, « A New Look at Pet Facilitated Therapy », *Jauna*, vol. 184, février 1984.

Pierre Boulle, *La Planète des singes*, Presses Pocket, 1989.

Buffon, *Le Chien*, Arléa, 1994.

Rémy Chauvin, *Sociétés animales et Sociétés humaines*, PUF, collection « Que sais-je », 1984.

Boris Cyrulnik, *Mémoires de singe et Paroles d'homme*, Hachette-Pluriel, 1983.

Bruce Fogle, *Pets and their People*, The Viking Press, New York, 1984.

Michael Fox, *Understanding Your Dog*, Blond et Briggs LTD, 1974.

Stephan Jay Gould, *Le Pouce du panda*, Le Livre de Poche, 1980.

Joseph Kessel, *Le Lion*, Gallimard, 1958.

Rudyard Kipling, *Le Livre de la jungle*, Gallimard, 1972-1993.

Michel Klein, *Ce qu'ils nous apprennent* et *Ces Bêtes qui m'ont fait homme*, Robert Laffont, 1979 et 1976.

Konrad Lorenz, *L'agression*, Flammarion, 1969.

Trois essais sur le comportement animal et humain, Le Seuil, 1974.

Tous les chiens, tous les chats, Flammarion, 1987.

Robert Merle, *Un animal doué de raison*, Gallimard, 1972.

Desmond Morris, *Les Animaux révélés*, Calmann-Lévy, 1990.

Le Singe nu, Grasset, 1970.

Le Zoo humain, Grasset, 1970.

Jean Prieur, *L'Âme des animaux*, Robert Laffont, 1986.

Vincent Rousselet-Blanc et Caroline Menges, *Les Animaux guérisseurs*, J.-C. Lattes, 1992.

Christiane Sacase, *Les Métiers de chien*, Le Félin, 1994.

L'animal, remède aux problèmes sociaux

Collectif *Autrement, Animal, mon amour*, n° 256, 1984.

Marcel Bisiaux et Catherine Jajolet, *Chat plume*, Éditions Pierre Horay, 1985.

Jean-Paul Chaurand, « La Représentation du chat et les interactions individu-chat », Monaco, V[e] conférence internationale sur les relations entre les hommes et les animaux, 15-18 novembre 1989.

Boris Cyrulnik, « Psychanalyse du maître », Entretiens de Bichat, *Semaine vétérinaire*, n° 634.

Boris Cyrulnik, *Les Nourritures affectives*, Éditions Odile Jacob, 1993.

Konrad Lorenz, *Tous les chiens, tous les chats*, Flammarion, 1969.

Michèle Pilotte, « Relations des humains avec les animaux

exotiques familiers, perspective globale et développement », *Animals & us*, Montréal 1992, VIe conférence internationale.

Dr Dennis Turner, « The Ethology and Psychology of Relationships with Cats », *Animals & us*, Montréal, 1992, VIe conférence internationale.

L'enfant et l'animal

L'Animal contre l'échec scolaire, ACPS n° 517, 22 juillet 1992.

Les Animaux familiers à l'école, ACPS n° 29, 12 juillet 1983.

Philippe Bernard, « Observations des interactions entre le jeune enfant et le chat domestique en situation standardisée », *Animals & us*, Montréal, 1992, VIe conférence internationale.

Marcel Bisiaux et Catherine Jajolet, *Chat huppé*, Éditions Pierre Horay, 1986.

Colette de Buyser et Joël Dehasse, *Le Chat, cet inconnu*, Éditions Le Cri-Vander, Collection « Savoir », octobre 1985.

« Chiens-enfants : peut-on éviter les accidents ? », AFIRAC, n° 129.

Ange Condoret, « Création du premier centre infantile d'éveil aux communications humaines par l'animal », AFIRAC IV.C.

L'Animal, compagnon de l'enfant, Fleurus, 1973.

« Des animaux et des hommes », extrait du *Bulletin de la Banque royale du Canada*, Volume 70, n° 4.

Jeanine Deunff, lettre de l'AFIRAC, n° 7, février 1994.

Jean Duché, « Papa, achète-moi un chien », Entretiens de Bichat, psychiatrie, AFIRAC n° 1547, 24 septembre 1992.

Kathleen L. Dunn MSW, Aaron Katcher, MD., Helaine Greenberg Ph.D., *Animals & us*, Montréal, 1992, VIe Conférence internationale.

Carole E. Fudin, « La Mort d'un animal de compagnie : comprendre et aider les clients », *Waltham Focus*, vol. 2, AFIRAC n° 9, 1992.

A.-C. Gagnon, J.-P. Chaurand et J.-F. Larue, *Le Compor-*

tement du chat et ses troubles, Éditions Le Point vétérinaire, 1994.

William Kay, Carole Fudin et Susan Cohen, « A Need for Understanding the Feelings of Loss and Grief », *The Loving Bond*, Phil Arkow Editor, Latham Foundation.

« La mort de l'animal », *Etho-News* n° 24, 15 avril 1991.

« Leçons des choses à l'école, comment éviter les morsures », ACPS n° 522, 27 juillet 1992.

« L'enfant et la vie animale, un thème de recherche prometteur », ACPS n° 533, 2 octobre 1992.

Boris Levinson, *Pet-Oriented child psychotherapy*, Charles C. Thomas, Springfield, novembre 1969 et 1972.

Gerry Marino et Francine Fortier, *La Nouvelle Famille*, éditions de l'Homme Stanké, 1994.

Hubert Montagner, *L'Enfant et la communication*, Stock, 1978.

Catherine Muller, *L'enfance entre chiens et chats*, Robert Laffont, 1993.

Louis Roussel, *La Famille incertaine*, Éditions Odile Jacob, 1989.

Anne Salomon, « Le Rôle de l'animal dans la vie de l'enfant », *Cahiers de l'enfance inadaptée*, décembre 1980, Département de psychologie, Université de Montréal.

Véronique Servais, « L'animal familier : médecin malgré lui ? », *Cahiers d'éthologie appliquée*, 1989 (synthèse).

D.W. Winnicott, « Objets transitionnels et phénomènes transitionnels », *De la pédiatrie à la psychanalyse*, Payot, 1969.

Sara Wright, Ph.D., « A Longitudinal Study of Adjustment to Death of a Pet », *Animals & us*, Montréal, 1992, VIe conférence internationale.

L'animal, une aide pour les handicapés

« À Besancon, Cléopâtre guide Marc, 15 ans : c'est une première en France », ACPS n° 598, 22 décembre 1993.

« Des autistes et des chiens », ACPS n° 519, 23 juillet 1992.

Jürg U. Baumann, « Indications de la thérapie équestre pour enfants I.M.C. », *Médecine du sport*, avril 1980.

Bonita M. Bergin, M.A., « Chiens d'assistance pour handicapés », Monaco, V^e^ conférence internationale sur les relations entre les hommes et les animaux, 15-18 novembre 1989.

Carol Campbell, ED.D. et Aaron Katcher, M.D., « Animal Assisted Therapy dogs for autistic children : quantitative and qualitative results », *Animals & us*, Montréal 1992, VIe conférence internationale.

Betty J. Carnack, « The role of companion animals for persons with aids-HIV », *Holistic Nurs. Pract.*, 1991, Asper Publisher Inc.

Hélène Chavanne et Patrick Jaffre, « Le Chien confirme, le capucin déçoit », *La semaine vétérinaire* n°727, 5 mars 1994.

« Des chiens d'assistance pour épileptiques pourraient bientôt entrer en scène », ACPS n° 579, 20 août 1993.

« Les Chiens à l'écoute », ACPS n° 604, 2 février 1994.

« Les Chiens de l'espoir pour les petits handicapés », ACPS n° 590, 29 octobre 1993.

« Des chiens-guides pour les enfants aveugles », ACPS n° 516, 22 juillet 1992, en direct de la VIe conférence internationale sur les relations entre les hommes et les animaux, Montréal.

Lida L. MacCowan, « I can ride a horse », in *The loving Bond*, Phil Arkow Editor, Latham Foundation.

Boris Cyrulnik, *La Naissance du sens*, Hachette, 1991.

Wade Doak, « Ambassadeur des dauphins » traduit et présenté par Hugo Verlomme, Éditions J.-C. Lattès, 1993.

Sandy Dota, « How therapeutic horseback riding was instrumental in my rehabilitation », *Animals & us*, Montréal 1992, VIe conférence internationale.

M. Fory, « Approche des biches par des enfants psychotiques », Monaco, V^e^ conférence internationale sur les relations entre les hommes et les animaux, 15-18 novembre 1989.

Michael Fumento, *Le Mythe du SIDA hétérosexuel*, Albin Michel, 1990.

Linda M. Hines, « National Hearing Dog Survey » *Animals & us*, Montréal, 1992, VIe conférence internationale.

C. Jonas et A. Feline, « L'Animal de compagnie pour le malade mental », *Annales médicales et psychologiques*, Paris, 1981.

Christiane Mayer-Mixner, « Visite de handicapés mentaux avec les animaux », Monaco, Ve conférence internationale sur les relations entre les hommes et les animaux, 15-18 novembre 1989.

J. Maurois, « Le Dément et l'animal : un atout thérapeutique », *Le Journal du médecin* n°401.

Lyne Pelletier, « Observation du comportement d'un enfant atteint du syndrome de Down en présence d'un animal », Monaco, Ve conférence internationale sur les relations entre les hommes et les animaux, 15-18 novembre 1989.

Renée Sebag-Lanoé, *Soigner le grand âge*, Epi-Desclée-de Brouwer, 1992.

Mourir accompagné, Epi-Desclée-De Brouwer, 1992.

Betsy Smith, « Dauphins et autisme, résultats d'une recherche utilisant une thérapie assistée par le dauphin sur une population autistique », Monaco, Ve conférence internationale sur les relations entre les hommes et les animaux, 15-18 novembre 1989.

Betsy Smith, Ph.D., « Dolphin therapy and Autism, paper prepared for presentation at the AFIRAC, annual meeting », Paris, 13 mars 1982.

« Sophie et Preum's : l'affection et la fidélité », ACPS n° 546, 30 décembre 1992.

Une présence bénéfique en milieu institutionnel

L.K. Bustad et L.M. Hines, « Placement of Animals with the Ederly : Benefits and Strategies », Katcher A.H. et A.M. Beck (eds), *New Perspectives on our Lives with Companion Animals*, 291-302, Univers, Pennsylvania Press, Philadelphia.

L.K. Bustad, « How Animals make People Human and Humane », *Mod. Vet. Pract.* 1979.

André Cyr, « Auto-thérapie par projection psychocomportementale de soi à l'aide des oiseaux », Département de Biologie, Université de Sherbrooke, Québec.

« En maison de retraite avec ses animaux », *Dossiers du Pèlerin Magazine*, n° 28.

J. Ève, « A Dog in Residence », Communication présentée à Inter. Symps. The Human-Pet Relationship, Vienne.

Friedmann E.A.H., Katcher, S.A., Thomas, J.J. Lynch et P. Messent « Social interaction and blood pressure : influence of animal companion » *Journal of Nervous Mental Disease*, n° 171, 461-465, 1983.

Erika Friedmann, Ph. D., « Psychosocial status, pet ownership and among post myocardial infarction patients », *Animals & us*, Montréal 1992, VIe conférence internationale.

Lynette A. Hart, Ph. D., « Contribution sociale des animaux à la décrispation dans les conversations des gens », Monaco, V^e^ conférence internationale sur les relations entre les hommes et les animaux, 15-18 novembre 1989.

Héliot, « Retrouve des enfants handicapés à l'hôpital Renée-Sabran d'Hyères », ACPS n° 608, 2 mars 1994.

Aaron Katcher, M.D. et Alan Beck, Sc.D., « Grammaire des relations sociales : comment un animal familier modifie l'attraction sociale des sujets humains », Monaco, V^e^ conférence internationale sur les relations entre les hommes et les animaux, 15-18 novembre 1989.

« L'Animal à l'hôpital », ACPS n° 308, 12 janvier 1989.

Christian Martin, « Des chiens en blouse blanche », *Libération*, 11 novembre 1986.

« Un animal de très bonne compagnie : le poisson d'aquarium », ACPS n° 599, 29 décembre 1993.

Les fermes pédagogiques et thérapeutiques

« Des poules en location », ACPS n° 389, 10 avril 1990.

L'avenir de la zoothérapie

« Le Comportement vu par les vétérinaires », ACPS n° 569, 11 juin 1993.

Michael Fox, *Understanding your Dog*, Blond et Briggs Ltd., 1974.

Boris M. Levinson, Ph.D., « The Future of Research into Relationships Between People and their Animal Companions » Int. J. Stud. Anim. Prob, 1982.

« Un métier nouveau : comportementaliste », ACPS n°614, 13 avril 1994.

REMERCIEMENTS

Avant tout, une mention spéciale et ma reconnaissance la plus profonde, à Josette Ghedin-Stanké, directrice de plusieurs collections qui touchent au domaine de la santé et de la psychologie aux Éditions internationales Alain Stanké, à Montréal. Elle fut à l'origine de ce projet de publication sur une thérapie nouvelle qui porte ses fruits dans de nombreux domaines, même si certains restent encore inexplorés.

Je remercie également le cercle intime de ceux qui m'ont directement assistée :

Yvette Trives pour son aide précieuse à la composition du manuscrit et son infinie patience.

Christian Gauthier, pour son esprit vigilant et son humour ;

Mona Suchet et Ursula Azzalini, pour leur soutien critique ;

Sophie Grassin, pour « les états d'urgence ».

Je veux remercier aussi tous ceux qui ont apporté une contribution essentielle à chaque étape de l'écriture de cet ouvrage, en me communiquant spontanément une masse d'informations rigoureuses pour délimiter prudemment ce que l'on est en droit d'attendre de cette thérapie et les contraintes qu'elle impose.

Un merci particulier, donc, à :

L'AFIRAC et à son secrétaire général, Jean-Luc Vuillemenot, à Catherine Roblin, documentaliste, qui ont été une source infinie d'informations théoriques et cliniques ;

Ethologia, qui, sous la houlette de Philippe Bernard, son secrétaire général, travaille efficacement en Belgique ;

Liliane Bodson et Véronique Servais, de l'université de Liège, pour leur précieux concours ;

Hélène Chavanne, vétérinaire-éthologue, qui m'a permis de cerner la profession qu'elle représente en France.

Christine DELBOURG

DANS LA MÊME COLLECTION

La Bible des vitamines, Dr Dominique Rueff.
Se libérer par le souffle, Monique de Verdilhac.
Comment préserver votre santé et votre vitalité à partir de 45 ans, Dr Maurice Rubin.
Comment participer à sa guérison, Monique de Verdilhac.

Cet ouvrage a été composé
par Nord Compo, à Villeneuve d'Ascq
l'impression et le brochage ont été effectués
sur presse CAMERON dans les ateliers de B.C.I.,
à Saint-Amand-Montrond (Cher),
pour les éditions Albin Michel
en avril 1995

N° d'édition : 13872. N° d'impression : 4/315
Dépôt légal : mai 1995